아이언 완성

IRON NO KANZEN KORYAKU SHIMPAN(ONE POINT GOLF)

supervised by Seiichi Kanai

Copyrignt © 2005 Seiichi Kanai. All rights reserved.

Original Japanese edition published by Tsuchiya Shoten Co., Ltd.

This Korean edition published by arrangement with Tsuchiya Shoten Co., Ltd.

Tokyo in care of Tuttle-Mori Agency, Inc., Tokyo through Eric Yang Agency, Seoul

Korean translation copyright © 2006 by SAMHO MEDIA

본 저작물의 한국어판 저작권은 에릭양 에이전시를 통한

일본 Tuttle-Mori Agency, Inc. 와의 독점계약으로

한국어판권을 삼호미디어가 소유합니다.

저작권법에 의하여 한국 내에서 보호를 받는 저작물이므로

무단전재와 무단복제를 금합니다.

국립중앙도서관 출판시도서목록(CIP)

(그림으로 쉽게 이해하는) 아이언 완성 /
카나이 세이이치 지음, 이근택 감수. -- 서울 : 삼호미디어, 2006
  p. ; cm

ISBN 89-7849-320-3 03510 : ₩10000

695.8-KDC4
796.352-DDC21   CIP2006000671

그림으로 쉽게 이해하는

아이언
완성

카나이 세이이치 지음 / 이근택 감수

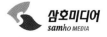
삼호미디어
samho MEDIA

머리말

골프의 심오함을 표현하기에 적당한 표현이 있을까? 웬만한 프로라 하더라도 금세 어깨를 떨어뜨리게 되곤 하는 것이 골프이다.

일반 플레이어들에게 있어서도 마찬가지이다. 그날 플레이가 아무리 즐거웠더라도 결과에 100% 만족하지는 못할 것이다. 반드시 범하게 되는 몇 개의 실수에 억울해 하기도 하고 반성하기도 하면서 플레이를 마치게 된다.

이런 오묘함이 있기 때문에 모든 골퍼들이 자신의 실력이 더욱 향상되기를 바라고 고민하면서 다시 도전할 기회를 기다리는 것이다. 그러므로 계속해서 의문점을 갖고 그것을 해결하려는 마음가짐과 노력이 없다면 골프 테크닉은 향상되지 않을 것이다.

이 책은 아이언 샷에 대해서 많은 골퍼들이 궁금해 하는 전반적인 내용들이 Q&A 형식으로 구성되어 있다. 그린에 가까이 가면 갈수록 이런 문제들은 미묘해지고 더욱 어려워지게 된다. 마치 골프코스가 점점 어려워지는 것과 비슷하다고 할 수 있다.

한 문제씩 해결해 나갈 때마다 여러분들도 직접 머릿속으로 샷을 그려보면서 문제점이 무엇인지, 문제에 대한 해결방법은 어떤 것인지 등을 알아나갈 수 있었으면 한다. 이러한 이미지 트레이닝은 이 책을 이해하는 데 훨씬 효과적일 것이며 실전에서도 반드시 도움을 줄 것이다.

카나이 세이이치

골프를 대체로 정적인 운동이라고 한다. 그러나 실제 코스에 나가 갖가지 상황들을 접하다보면, 그 어떤 종목에 비교해도 역동성이 떨어지지 않음을 실감할 수 있다. 코스에서의 골프란 그야말로 한타 한타가 일촉즉발의 긴장감을 느끼게 하는 드라마의 연속이다. 바로 이런 점이 골프의 묘미이기도 하지만, 아마추어들은 예상치 못했던 상황을 마주할 때마다 당황하지 않을 수 없다.

이 책은 각종 돌발 상황에 대응하는 프로들의 노하우를 쉽고 명쾌하게 설명하였다. 친숙한 문체로 풀어나가는 저자의 글을 읽다보면 마치 지인에게서 조언을 듣고 있는 듯한 느낌을 받게 된다.

위기 때마다 현명하게 대처하는 지혜가 늘어갈수록 골프 실력도 향상된다. 읽는데에만 그치지 말고 실제 코스에서 비슷한 상황에 놓였을 때마다 잊지 말고 실천해보며 자신의 기술로 만들어 갈 수 있기를 바란다.

이제는 골프를 잘 모르는 사람들도 타이거 우즈가 누구인지는 다 아는 시대가 되었다. 그만큼 대중화되고 골프 인구는 기하급수적으로 늘어났으나 질적인 문제로 넘어가면 아직도 부족함을 많이 느낀다. 지금은 내가 골프에 입문했던 때와는 달리 골프에 관한 정보를 수집할 수 있는 경로가 많이 생겼다. 이제는 골프 연습장에 가서 시키는 대로만 하는 것이 아니라 적극적으로 자료를 수집하고 책을 읽는 골퍼들을 많이 볼 수 있다. 물론 감각도 무시할 수는 없지만 이론을 겸비함으로써 좀 더 성숙한 골프 문화가 정착되어 가고 있는 것 같아 매우 흡족하게 생각한다. 이런 이유로 보다 깊이 있는 나만의 골프를 원하는 분들에게 라운딩 하기 전 이 한 권의 책을 권하고 싶다.

한국 GTL골프아카데미 원장
이근택

차례

Part 01 아이언 **기초편**

Part 02 아이언 발전편

Part

01

아이언 기초편

아이언 클럽의 기본

아이언 클럽은 1번에서 9번, 그리고 피칭 웨지와 샌드 웨지가 있는데 일반 적으로는 3번부터 많이 사용되고 있다. 1번부터 3번까지 롱 아이언, 4번부 터 6번까지 미들 아이언, 7번부터를 쇼트 아이언이라고 부른다.

아이언은 주로 그린을 공략하는 데 사용된다. 그 외에 트러블에서 탈출하거 나 조금 길게 나가는 볼을 치고 싶을 때 제1타, 제2타 등에 사용되어 스코어 를 만드는 데 중요한 역할을 한다.

아이언 클럽의 첫 번째 목표는 목표물을 얼마나 정확하게 파악하는 가이며, 거리는 부차적인 것이다. 따라서 아이언 샷은 자신의 힘을 전부 사용하여 칠 필요가 없다. 항상 70~80% 정도의 힘으로 정확한 샷을 치는 것이 우선 이다.

다음 페이지에 아이언의 평균 비거리를 참고로 표기해 보았는데, 반드시 그 러한 거리를 내야 하는 것은 아니다. 자신의 클럽 호수와 거리를 올바르게 파악하는 것이 중요하지 다른 플레이어들과 거리를 경쟁하는 것은 무의미 한 일이다. 아이언 클럽 중에서 중간인 5번 아이언으로 올바른 거리를 파 악한 후에 더하거나 빼면서 자신에게 알맞은 호수와 거리를 알아 나가도록 하자.

기본적으로 스윙 자체는 모든 클럽에서 동일하다고 할 수 있다. 다만 롱 아 이언은 샤프트가 긴 만큼 조금 평평한 스윙이 되고, 쇼트 아이언은 길이가 짧은 만큼 업라이트 된 스윙이 된다는 차이가 있을 뿐이다. 미들 아이언은 아이언 클럽의 중심이 되는 클럽이므로, 미들 아이언으로 샷의 기본을 마스 터 하면 모든 클럽에서 활용할 수 있다.

그 외에 특수한 것으로 샌드 웨지가 있는데, 이것은 벙커에서 주로 사용된 다. 스코어를 줄이는 빠질 수 없는 무기로 깊은 러프나 그린 주변에서도 위 력을 발휘한다. 충분히 연습해 두면 핸디캡을 줄이는 촉진제가 되어 줄 것 이다.

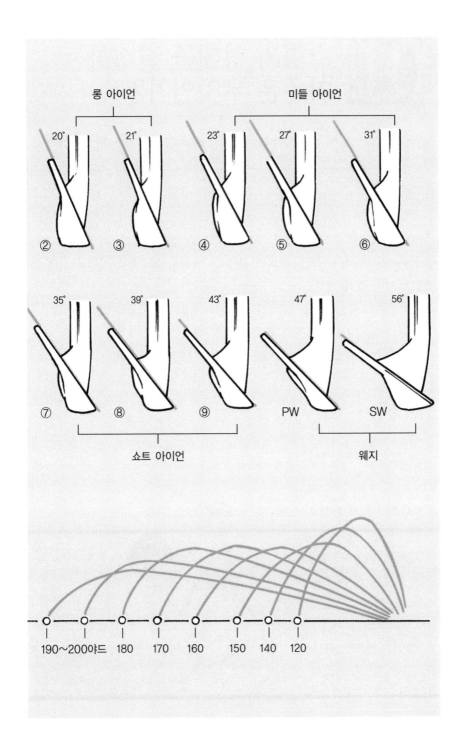

롱 아이언

미들 아이언

20° ② 21° ③ 23° ④ 27° ⑤ 31° ⑥

35° ⑦ 39° ⑧ 43° ⑨ 47° PW 56° SW

쇼트 아이언

웨지

190~200야드 180 170 160 150 140 120

01 스윙의 형태를 결정하는 기준은 무엇인가?

스윙이 좋지 못하다는 이야기를 많이 듣는 편이다. 스스로도 어느 정도의 위치에서 톱스윙을 하면 좋을지 고민하곤 한다. 톱의 위치를 높게 해야 하는지 아니면 낮게 해야 하는지, 겨드랑이는 조이는 것이 좋은지 열려 있어도 무방한지 등 톱스윙을 어떻게 하는 것이 올바른 것인지 체크해 보도록 하자.

상급자나 프로선수의 톱스윙은 항상 동일하게 정해져 있다. 스윙이 좋고 나쁨의 판가름이 여기에서 나오기 때문이다. 따라서 톱스윙을 가지고 스윙 전체를 체크해 볼 수 있다.

일반적으로 그립을 쥔 양손이 오른쪽 어깨 가장자리 선상에 들어가 있는 것이 좋다. 너무 높으면 어깨가 회전하지 않거나 몸이 일어서게 된다. 반대로 너무 낮으면 어퍼 블로(upper blow)로 쳐 버리게 되어 톱이나 더프가 발생하기 쉽다.

겨드랑이를 좁힐지 열지에 관한 것은 그다지 문제가 되지 않는다. 중요한 점은 백스윙을 부드럽게 할 수 있고 다운스윙에서 양팔을 원활하게 휘두르고 있는가 하는 것이다. 다만, 백스윙에서는 팔을 들어올리는 것 이상으로 상체를 회전시키는 것이 중요하다. 팔과 양손만을 어깨 근처까지 가져가서는 아무런 의미가 없다. 상체를 충분히 회전시켜 왼쪽 어깨가 턱 아래로 들어올 정도가 되면 양손은 자연스럽게 어깨 위치로 올라간다. 어드레스를 하고 스윙을 하기 전에 톱스윙의 올바른 형태를 머릿속으로 그려 보고 백스윙을 할 때 충분히 몸을 돌리도록 한다.

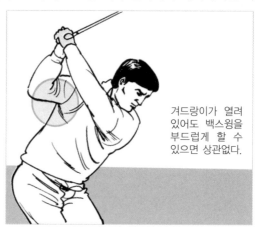

겨드랑이가 열려 있어도 백스윙을 부드럽게 할 수 있으면 상관없다.

●●● 톱스윙에서의 그립 위치는 오른쪽 어깨 위치

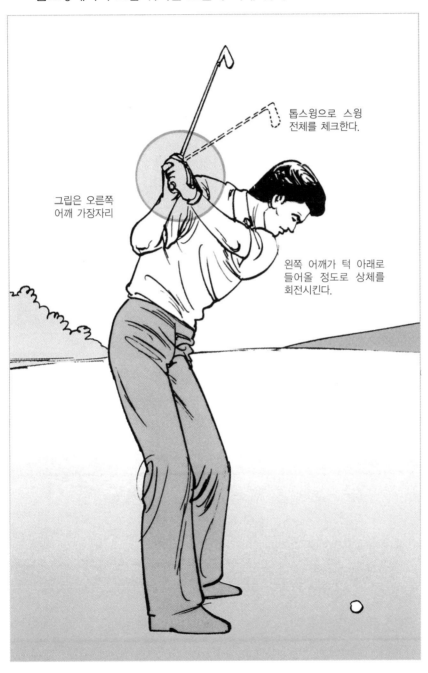

톱스윙으로 스윙 전체를 체크한다.

그립은 오른쪽 어깨 가장자리

왼쪽 어깨가 턱 아래로 들어올 정도로 상체를 회전시킨다.

02 100야드 이내의 거리감을 맞추는 방법

거리가 100야드 이상인 경우에는 각각의 거리에 맞는 클럽이 있으므로 쉽게 판단할 수 있으며, 스윙도 풀샷으로 대체적으로 잘 칠 수 있다. 그러나 100야드 이내의 거리에서는 힘을 조절해서 거리를 맞추지 않으면 안 되기 때문에 실수를 하는 경우가 많아진다. 힘이 컨트롤 되지 않고 좀처럼 볼이 보이지 않을 때 어떻게 하면 좋을까?

힘을 조절해서 거리를 컨트롤 하려고 하면 오히려 실패하는 경우가 많다. 힘을 억제하면 그립의 궤도가 어긋나거나 볼을 치지 못하게 되기 때문이다. 다시 말해 거리를 맞추지 못하는 실수보다는 톱이나 더프 같은 실수를 하게 되는 것이다. 그러므로 스윙의 세기로 컨트롤 하지 말고 백스윙의 크기로 거리감을 파악하는 것이 좋다.

거리는 사람에 따라서 조금씩 다르지만, 웨지를 기준으로 풀스윙하여 100 야드 정도 날아가는 사람이라면 백스윙(톱스윙) 때 양손의 위치가 어깨 높이면 75야드, 가슴 높이면 50야드, 허리 높이면 30야드 등 이런 식으로 생각하면 좋다. 비슷한 방식으로 계산하여 자신의 거리를 확실히 파악해 두도록 한다.

이렇게 백스윙으로 조절하여 치는 습관을 들이면 스윙의 스피드와 세기를 모두 바꿀 필요 없이 같은 리듬으로 칠 수 있게 되어 실수도 적어지게 된다. 팔이나 손의 힘도 평상시와 똑같은 세기로 해야 한다. 이것이 단순하면서도 가장 효과적으로 샷을 하는 방법이다.

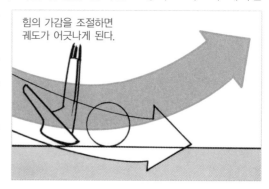

힘의 가감을 조절하면 궤도가 어긋나게 된다.

●●●100야드 이내의 거리는 백스윙의 크기로 조절한다

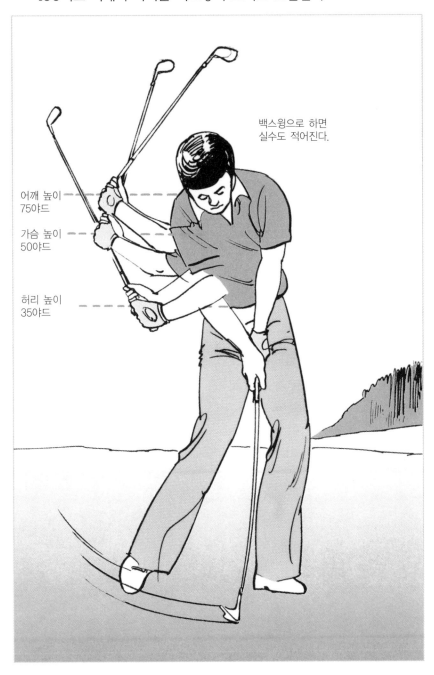

백스윙으로 하면
실수도 적어진다.

어깨 높이
75야드

가슴 높이
500야드

허리 높이
35야드

03 어떤 아이언으로 치더라도 비거리에 차이가 없다

7번 아이언으로 칠 때나 4번 아이언으로 칠 때나 비거리가 거의 다르지 않고 볼이 올라가는 방법도 동일하다. 어째서 이런 현상이 생기는 것일까?

골프를 막 시작한 사람들에게 이런 경향이 많이 보인다. 어떤 클럽으로 치더라도 100야드 내외에서 볼이 멈춰버리는 것이다. 그것도 모두 풀샷으로 치는 데 말이다. 그 이유는 무엇일까?

원인은 볼을 옆으로 휘두르는 기분으로 치기 때문이다. 이렇게 볼을 치면 클럽의 각도에 상관없이 하프스윙의 톱에서 맞게 된다. 또한 이런 사람들의 대부분은 어떤 아이언을 선택하더라도 임팩트에서 폴로스루까지 왼팔이 불안한 상태이다. 미들 아이언이나 롱 아이언에서 풀샷을 하는 경우 왼팔은 항상 쭉 펴지 않으면 안 된다. 이렇게 쭉 펴면 반드시 임팩트에서 왼 손등은 바닥을 향하게 되고 오른손은 그 위를 덮어서 손이 뒤로 돌아가게 되어 강한 임팩트가 된다. 그러나 왼팔을 구부리거나 팔꿈치를 당기면 볼을 스치는 듯한 임팩트가 되어 클럽의 로프트를 살리지 못하고 볼을 쳐버리게 되는 것이다.

이러한 경향이 있는 사람은 우선 스탠스를 교정하도록 한다. 볼의 위치는 5번 아이언을 몸의 중앙에

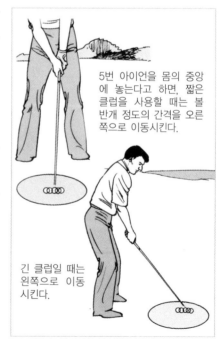

5번 아이언을 몸의 중앙에 놓는다고 하면, 짧은 클럽을 사용할 때는 볼 반개 정도의 간격을 오른쪽으로 이동시킨다.

긴 클럽일 때는 왼쪽으로 이동시킨다.

●●● 하프스윙의 톱이 원인이므로 왼팔을 펴고 손을 돌려보내면서 친다

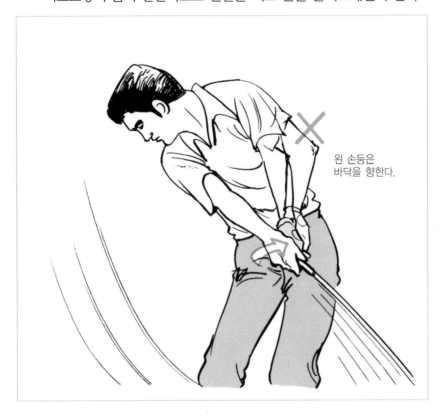

왼 손등은
바닥을 향한다.

놓는다고 하면, 짧은 클럽일 때는 중심을 볼 반개 정도 간격으로 오른쪽으로 옮기고, 긴 클럽일 때는 왼쪽으로 옮기는 것이다.

풀스윙이 아닌 스리 쿼터로 볼을 치는 것 또한 유념해야 한다. 그리고 임팩트를 중심으로 어깨, 허리의 회전에 따라서 팔이 같이 휘둘러서 빠지도록 하면 확실한 스윙이 된다.

04 우드로는 잘 맞으나 아이언으로는 맞지 않는다

드라이버나 우드 클럽으로는 대개 자신이 원하는 타구를 칠 수 있다. 그러나 아이언으로는 어떤 것이든 잘 칠 수가 없다. 볼이 올라가지도 않고 좌우로 흔들리거나 탄도가 낮은 볼이 되기도 한다. 또한 비거리도 잘 나오지 않는다. 도대체 원인이 무엇일까?

스윙 형태가 전체적으로 평평한 형태로 되어 있기 때문이다. 키가 작은 사람이 긴 클럽으로 스윙을 하면 아무래도 테이크백도 높게 하지 못하고 평평하게 되기 쉽다. 그러나 우드 클럽에서는 이런 것들이 영향을 주지 않는다. 반면에 아이언은 짧아지면 짧아질수록 평평한 스윙으로는 잘 칠 수가 없다. 아이언 샷은 클럽이 볼을 치고 나서 그 볼의 전방의 잔디를 얇게 깎아낼 때 비로소 제 기능을 충분히 다하는 것이다. 그러기 위해서는 다운스윙이 예각으로 볼을 쳐내지 않으면 안 된다.

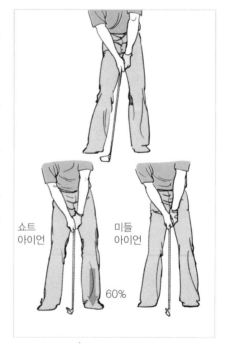

쇼트
아이언

미들
아이언

60%

그런데 테이크백에서 평평하게 올라가면 다운스윙에서 임팩트까지 평평한 궤도를 그대로 가져가게 되므로 옆으로 휘두르는 스윙이 되는 것은 당연한 것이다. 이렇게 해서는 아이언다운 구질이 만들어질 수 없다.

우드에서는 사이드 블로더라도 아이언에서는 업라이트로 테이크백을 할 필요가 있다. 키가 작은 사람이라면 짧은 클럽을 사용하는 편이 좋을 것이다.

이상을 다 점검해 보았다면 우드 클럽과 마찬가지로 체중을 오른쪽에

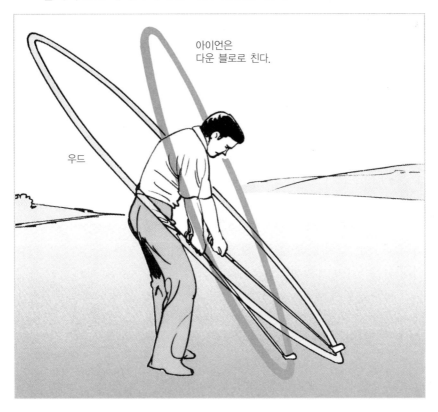

아이언은
다운 블로로 친다.

우드

싣고 치고 있지는 않은지 살펴보자. 특히 쇼트 아이언의 경우, 무게를 왼발
쪽으로 실어야만 본래의 타구가 나온다. 스윙의 축은 하나지만 우드냐 아이
언이냐에 따라 어떻게 체중을 이동시킬 것인지 생각해가며 쳐야 한다.

05 롱 아이언으로 치면 볼이 휘거나 더프 또는 톱이 된다

쇼트 아이언이나 미들 아이언은 그다지 힘들어 하지 않는데 롱 아이언으로는 볼을 확실하게 치지 못하는 경우가 많다. 롱 아이언을 잘 칠 수 있으면 조금 긴 쇼트 홀이나 미들 홀에서 매우 편해질 것 같은데, 대부분 오른쪽으로 흔들리거나 더프나 톱이 돼버린다. 이유가 무엇일까?

롱 아이언(3번이나 2번 등)은 샤프트가 길고 클럽 헤드도 작으므로 치기 힘들다고 하는 선입견이 샷을 어렵게 느끼는 원인이다. 미들 아이언과 같은 느낌으로 치기 위해 그립 엔드를 5cm 정도 남기고 그립을 하는 것도 하나의 방법이다. 클럽이 짧아진 만큼 롱 아이언이라는 느낌은 줄어들게 되고 쉽게 칠 수 있다. 이 방법으로 연습해 보도록 하자.

우선 체중을 싣는 방법을 체크해야 한다. 쇼트 아이언은 어드레스에서 왼발에 무게를 싣지만 롱 아이언에서는 오른발에 60% 정도의 무게를 싣게 된다. 볼의 위치는 드라이버와 마찬가지로 왼발 안쪽 라인에 세팅하고, 볼의 후방을 보기 쉽도록 머리 위치도 오른쪽 사이드로 댄다.

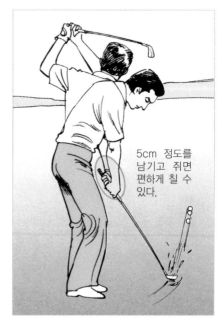

5cm 정도를 남기고 쥐면 편하게 칠 수 있다.

어깨를 충분히 회전시키는 것도 필요하다. 왼쪽 어깨를 오른쪽 겨드랑이 위까지 돌리는 느낌으로 단숨에 몸을 비틀며 여기에서 다운스윙을 한다. 다운스윙을 할 때 체중이 왼쪽으로 옮겨가게 되는데, 머리 위치는 바꾸지 말고 몸과 함께 그대로 어깨와 허리를 회전시켜서 볼을 친다. 더프를 하거나 톱을 해서 올바른 임팩트를 할 수 없는 것은 어깨

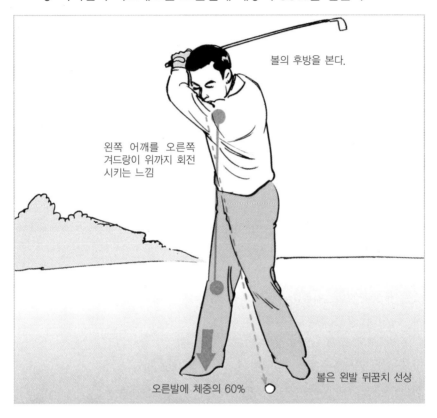

볼의 후방을 본다.

왼쪽 어깨를 오른쪽
겨드랑이 위까지 회전
시키는 느낌

볼은 왼발 뒤꿈치 선상

오른발에 체중의 60%

와 몸이 회전하지 않고 체중을 옮길 때 몸 전체를 단순히 왼쪽으로 이동하기 때문이다.

또한 왼팔을 구부리거나 톱에서 왼손을 안쪽으로 꺾는 것도 반드시 피해야 하므로 주의한다. 어떻게 해도 롱 아이언을 잘 칠 수 없다면 5번, 6번 우드로 대체하는 것도 좋을 것이다.

06 짧은 샷으로 공략할 때 생크가 나오는 이유

그린까지 이제 50야드도 남지 않았다. 9번 아이언이나 웨지로 그린을 공략하려고 하는데 갑자기 직각에 가까울 정도로 오른쪽으로 볼이 휘는 미스 샷이 나올 때가 있다. 쉽게 그린 온 할 수 있는 거리였으니 이로 인한 충격은 엄청나다. 이런 실수는 다음 플레이까지도 악영향을 끼치게 된다. 어째서 이런 현상이 일어나는 것일까?

클럽의 샤프트와 헤드의 밑동 부분이 함께 볼에 부딪치는 것이 원인이다. 일반적으로 이것을 생크이라고 말한다. 때에 따라서는 프로선수도 이런 샷이 나와 골치를 앓는다. 생크가 나오면 그 다음 플레이에서도 '또 나오는 것이 아닐까?' 하는 두려움이 생겨 짧은 샷에서도 자신감을 잃기 쉽다.

생크는 원인불명의 돌발성 질환이라고 불리기도 하지만, 이것이 발생하는 데는 다 그럴만한 이유가 있다. 우선 생각할 수 있는 원인은 몸의 흔들림이다. 특히 몸이 상하로 흔들리는 것이 문제이다. 상식적으로 생각해 보아도 어드레스에서 클럽 헤드의 위치가 임팩트 할 때에 몸에 가까워지는 것이 원인임을 이해할 수 있을 것이다. 쇼트 아이언을 사용하는 경우, 결과를 곧장 확인하고 싶은 마음 때문에 헤드업은 커녕 볼을 치는 것보다도 몸이 먼저 앞쪽으로 기울어져 버리는 것이 생크를 만들어 내는 가장 큰 원인이다. 임팩트 때 몸이 일어서 있는 만큼 볼과 클럽 헤드의 위치에 오차가 생기고 클럽의 밑동으로 볼을 치게 된다. 특히 임팩트 시에 오른발을 띄우면 생크가

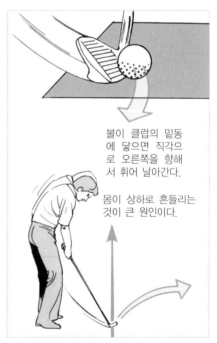

볼이 클럽의 밑동에 닿으면 직각으로 오른쪽을 향해서 휘어 날아간다.

몸이 상하로 흔들리는 것이 큰 원인이다.

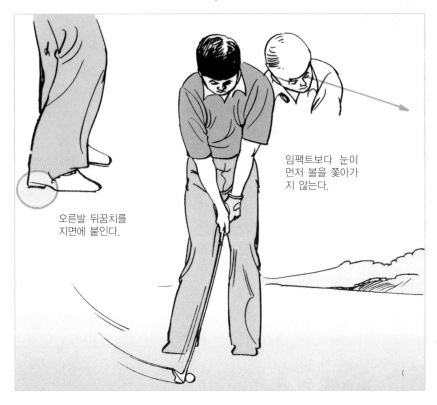

오른발 뒤꿈치를
지면에 붙인다.

임팩트보다 눈이
먼저 볼을 쫓아가
지 않는다.

더욱 커지게 되는 것이다.

생크가 한번 나오기 시작하면 계속되는 경우도 종종 있다. 이럴 때는 스탠스를 넓게 잡은 후 어깨와 허리의 회전을 충분히 의식하고 상하 움직임을 보다 작게 하는 것에 주의하여 스윙하도록 한다. 절대로 오른발 뒤꿈치를 들어서는 안 된다. 생크는 기분 좋지 않은 실수이지만 그야말로 일시적인 것이므로 크게 고민할 필요는 없다.

07 쇼트 아이언으로 공략할 때 더프가 자주 생긴다

그린에 가까워져서 쇼트 아이언으로 그린 온을 공략할 때 종종 더프를 해버린다. 모처럼의 기회를 잃게 되는 것은 물론 스코어 관리도 힘들어진다. 헤드업에 충분히 주의했는데도 어째서 더프를 연발하는 것인지 알 수가 없다. 원인은 무엇일까?

그린이 가까워지면 핀에 볼을 가까이 가져가고 싶은 나머지 힘이 들어가 버리는 경우가 많다. 오른손잡이의 경우 오른손에 여분의 힘이 들어가면 급하게 클럽을 내려서 볼을 세게 내리쳐 버리기 쉽다.

쇼트 아이언에서는 특히 왼손으로 리드하며 오른손은 이것을 보조하는 느낌으로 치는 것이 중요하다. 오른손에 힘이 들어가면 스윙 리듬도 깨지게 되고 심하면 클럽 궤도도 어긋나 버리게 된다. 더프는 이로 인해 생기는 현상 중의 하나이다. 오른손의 힘을 조절하지 못하면 더프뿐만 아니라 톱을 하거나 볼이 왼쪽으로 당겨지거나 오른쪽으로 밀어내는 등 실수가 많아진다. 이것은 핀에 가까이 보내고 싶은 생각이 너무 강해서 평상시대로 하지 못하기 때문이다.

그런데도 더프가 계속되는 경우에는 볼의 위치를 조금 오른쪽으로 가깝게 대보는 것은 어떨까? 볼의 뒤쪽을 치는 것이므로 더프를 연발하는 사람에게는 이것이 긴장을 완화시켜주기도 한다. 다만 타구가 오른쪽으로 날아가기 쉽다는 점을 염두에 두고, 목표는 조금 왼쪽 방향으로 정하고 어드레스 하도록 한다.(36페이지 참조)

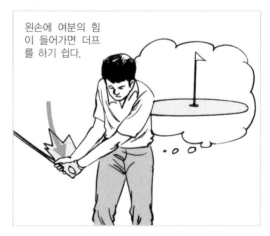

왼손에 여분의 힘이 들어가면 더프를 하기 쉽다.

●●● 오른손의 힘을 빼고 왼손으로만 스윙한다는 생각으로 친다

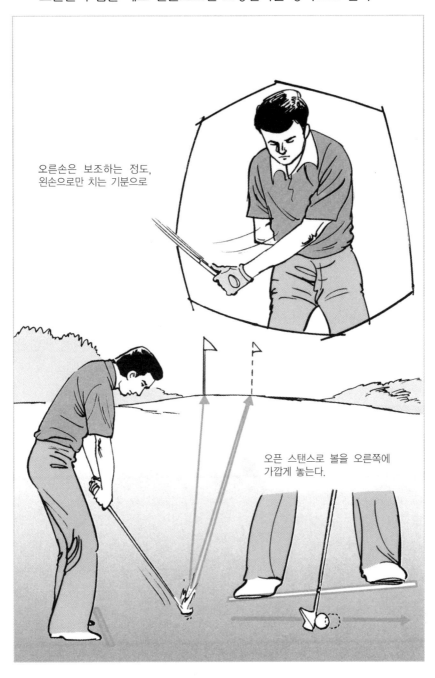

오른손은 보조하는 정도,
왼손으로만 치는 기분으로

오픈 스탠스로 볼을 오른쪽에
가깝게 놓는다.

08 런을 해야 할 상황에서 의도 하지 않은 백스핀이 걸린다

8번 아이언에서 웨지 정도의 쇼트 아이언을 사용하면 백스핀이 걸려 버린다. 그런데 스핀을 걸지 않고 그린 온 시켜서 조금 굴러가도록 하여 핀에 가까이 대려고 해도, 백스핀이 너무 걸리는 바람에 그린에서 되돌아와서 러프까지 굴러가게 돼버리는 것이다. 어떻게 하면 좋을까?

백스핀은 그린의 앞쪽에 컵이 있거나 벙커 바로 앞에 컵이 있는 등 런을 만들지 않아야 할 때에 안성맞춤이다. 또한 디봇을 하고자 하는 경우, 목표를 크게 잡고자 하는 경우에도 필요하다. 백스핀 샷을 치는 방법을 익혀두면 그린을 공략하는 데 큰 무기가 된다.

그러나 의도하지 않았는데 모든 샷에 백스핀이 걸려서 오히려 마이너스가 되는 경우도 있다. 피치 앤드 런을 하고자 할 때와 볼을 굴려 보내고자 할 때 백스핀이 걸리면 오히려 역효과가 된다.

백스핀은 클럽으로 강하게 쳐 내는 것으로, 볼의 역회전이 커지면 커진 만큼 그린에 떨어지고 나서 런을 멈추게 하며 브레이크를 거는 역할을 한다.

이런 타구는 클럽 페이스가 세게 예각으로 볼에 맞고 빠지기 때문에 생겨나는 것이다. 러닝 어프로치를 할 때도 핸드 퍼스트로 준비하는데 테이크백을 후방으로 당기고 절대로 세게 내리치지 않도록 한다. 또한 테이크백의 콕을 작게 하는 것도 효과적이다.

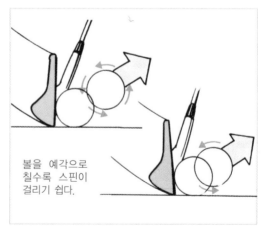

볼을 예각으로 칠수록 스핀이 걸리기 쉽다.

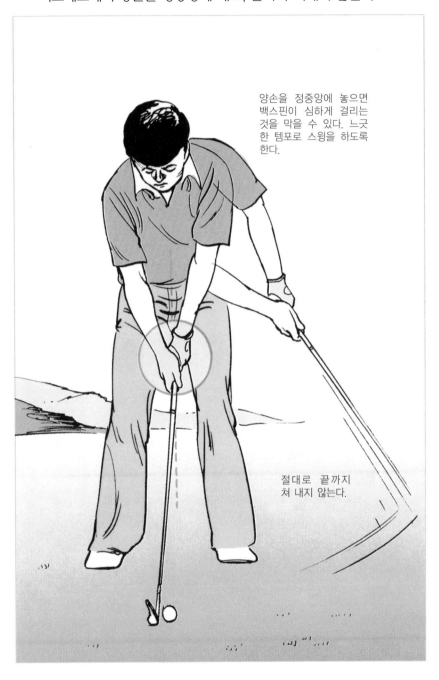

양손을 정중앙에 놓으면 백스핀이 심하게 걸리는 것을 막을 수 있다. 느긋한 템포로 스윙을 하도록 한다.

절대로 끝까지 쳐 내지 않는다.

09 백스핀을 걸어야 할 상황에서 런이 된다

그린을 공략할 때 쇼트 아이언으로 스핀을 걸어 핀에 가까이 붙이려고 한다. 그런데 볼에 스핀이 걸리지 않고 계속 굴러 오버해 버리는 경우가 있다. 스핀이 걸리는 볼을 칠 수 있으면 공략하기도 쉽고 쇼트 홀 등에서도 매우 편리하게 이용할 수 있을 것 같은데, 힘을 실었음에도 불구하고 스핀이 걸리지는 않는 이유는 무엇일까?

백스핀이란 볼에 강한 역회전을 걸어서 만들어지는 것인데, 힘을 실어주면 회전이 되리라 생각하는 것 자체가 잘못된 것이다. 팔이나 손에 힘을 주면 반대로 런이 많이 나오는 볼이 되어 버린다.

스핀은 허리로 만든다고 생각하는 것이 올바르다. 따라서 어드레스를 할 때 양팔과 양 어깨로 만든 삼각형을 유지하면서 백스윙을 시작하고, 콕을 빠르게 해서 백스윙을 한다. 백스핀이 크거나 작은 것은 상관없지만 오버되는 스윙은 금물이다.

다운스윙에서는 허리로 치는 감각을 갖도록 한다. 팔과 손은 허리의 움직임에 따라서 내려오게 되므로, 허리 회전이 중요한 열쇠이다. 또한 어깨와 양팔이 만든 삼각형을 반드시 유지하도록 한다. 임팩트에서 폴로까지 손목을 회전시킬 필요도 없다. 다운 블로가 되므로 볼을 향해서 직접 쳐 내는 형태가 된다.

여기에서 오해하기 쉬운 것이 터프이다. 이렇게 치면 백스핀이 걸린다는 생각으로 볼 뒤쪽에서 터프를 하려고 생각하기 쉬운데, 설령 터프를

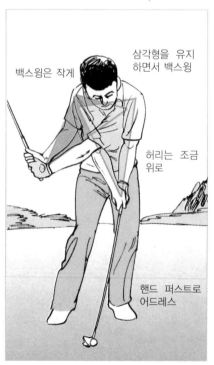

백스윙은 작게

삼각형을 유지 하면서 백스윙

허리는 조금 위로

핸드 퍼스트로 어드레스

●●● 다운 블로로 친 다음에 터프를 한다

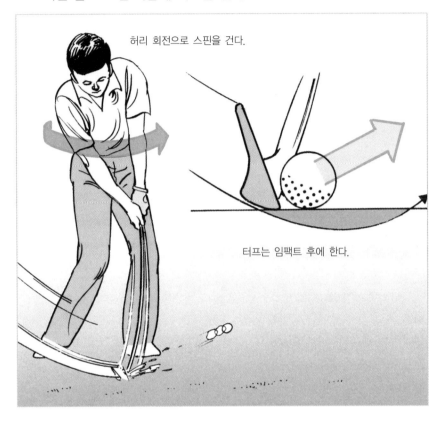

허리 회전으로 스핀을 건다.

터프는 임팩트 후에 한다.

했다고 하더라도 볼과 클럽 사이에 잔디가 들어와 백스핀은 걸리지 않고 반대로 런이 크게 나오게 된다. 터프는 볼을 친 다음에 하는 것이 올바른 방법이다.

또한 허리 회전으로 스핀을 거는 것이므로 스탠스는 조금 오픈으로 하고 허리를 돌리기 쉽도록 한다. 볼을 왼쪽에 놓는 것도 볼을 높이 올려보내는 데에 도움이 된다.

10 러프에서 볼을 치면 잘 날아가지 않는다

운이 나쁘게 러프에 볼이 빠졌지만 불행 중 다행이라고 할까, 그래도 깊지 않은 러프였다. 게다가 볼은 잔디 위에 살짝 떠 있는 상태였다. 치기 쉬운 볼이여야 하는데도 볼은 올라가지 않고 톱을 한 느낌이 돼버린다. 이럴 때는 어떻게 치면 좋을까?

러프에는 다양한 형태가 있다. 예컨대 잔디 결이 반대로 되어 있는 경우, 사이드에 싹이 무성하게 자라난 경우 등 일정하지 않다.

톱을 하는 것은 잔디 결이 순방향, 즉 볼을 보내고자 하는 방향으로 누워 있는 경우라고 생각된다. 비교적 쉽게 샷을 할 수 있는 상황이지만 그렇다고 해도 방심해서는 안 된다. 잔디가 빽빽하고 두껍게 있으면 클럽의 솔이 잘 미끄러진다는 이점은 있지만, 두꺼운 클럽의 바닥이 되받아치게 되는 경우도 많다.

그립이 약하고 옆으로 휘두르는 듯한 스윙을 하면 러프에 바운드 되어 클럽 헤드가 볼의 위쪽을 스치듯이 치게 된다. 이것이 톱의 원인이다.

쉬워 보이는 러프라고 해도 절대 만만한 것이 아니다. 다운 블로로 볼을 직접 쳐 내는 스윙을 하지 않으면 볼은 솟아오르지 않는다. 다만 거리를 내고자 하는 경우(150야드 이상), 잔디가 순방향이고 볼이 위에 떠 있는 상태라면 아이언보다 5번 우드 등의 로프트가 있는 우드가 편리하다. 특히 옆으로 휘두르듯 치는 스윙을 하는 사람들에게는 안성맞춤이라고 할 수 있다.

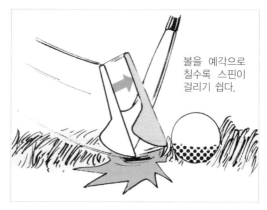

볼을 예각으로 칠수록 스핀이 걸리기 쉽다.

●●● 잔디에 바운드 되지 않도록 다운 블로로 볼을 직접 친다

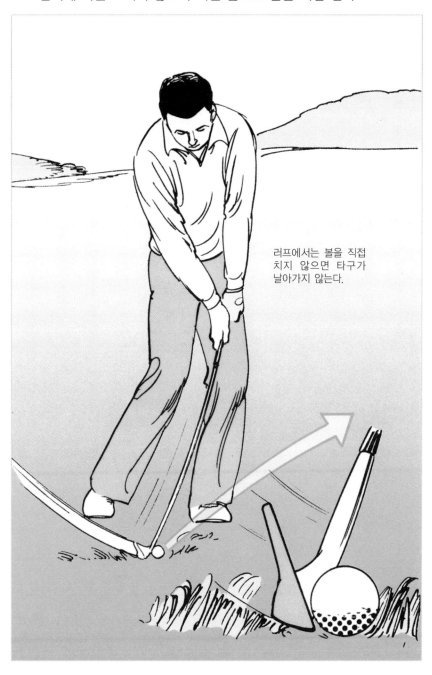

러프에서는 볼을 직접
치지 않으면 타구가
날아가지 않는다.

11 쇼트 홀의 티샷을 할 때 생크가 자주 발생한다

거리가 짧은 쇼트 홀의 티샷을 할 때 종종 생크병에 걸리게 된다. 특히 잔디 보호 매트가 깔려 있는 쇼트 홀에서는 거의 예외 없이 실수를 하고 만다. 그래서 그런 홀에 가게 되면 또 생크가 나오는 것이 아닐까 하는 두려움이 생기고 이것이 또 실수로 이어지고 있는 것만 같다.

100야드 정도로 거리가 짧은 쇼트 홀은 쉬워 보이지만 의외로 함정이 있을 수 있으니 주의한다. 쇼트 아이언을 사용하기 때문에 나오기 쉬운 생크도 그중의 하나일 것이다.

거리가 짧은 경우, 결과를 곧장 눈으로 확인하고 싶은 마음에 몸이 앞으로 쏠리게 되어 생크를 만들게 된다는 것은 앞에서 이미 설명하였다. 다른 한 가지 이유는 티샷 때문에 티펙(tee peg) 위에 올려놓고 로프트가 큰 아이언으로 치기 때문이다.

대부분의 쇼트 아이언은 잔디면 위에서 치지만 티샷에서는 티 위에 볼을 올려놓는다. 당연히 그만큼 볼과 클럽의 위치 관계에 상하 차이가 생기게 된다. 쇼트 아이언은 특히 다운 블로로 치는 것이 습관화되어 있다 보니 티샷에서도 볼의 아래쪽을 치는 느낌이 들기 쉽다. 이러한 차이 때문에 클럽의 밑동으로 볼을 치게 되어 생크가 커지는 것이다.

최근에는 이런 홀에서 인공 재질의 매트를 사용하는 곳도 있다. 티펙을 꽂기 어렵기 때문에 볼이 뜬 상태로 되어 있지만 쇼트 아이언으로 칠 때는 반드시 지면과 닿을 듯 말듯 한 정도로 낮게 치도록 한다.

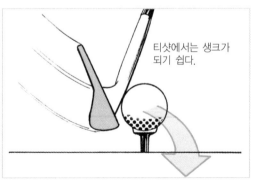

티샷에서는 생크가 되기 쉽다.

●●● 쇼트 아이언은 지면이 닿을 듯 말듯 한 정도의 티업 상태에서 친다

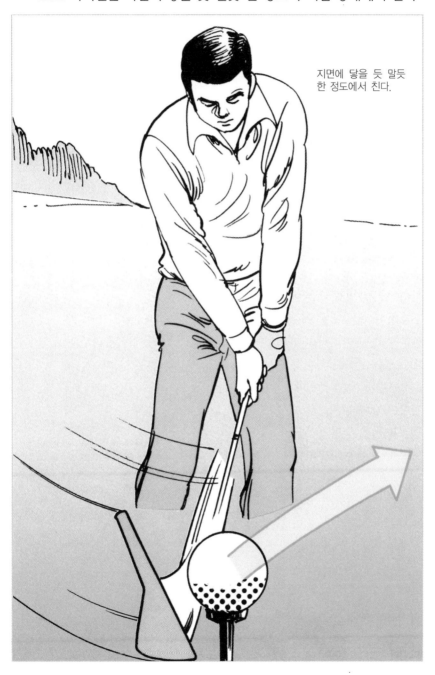

지면에 닿을 듯 말듯
한 정도에서 친다.

12 홀마다 번갈아가며 톱 또는 더프를 한다

어느 홀에서 미들 아이언으로 톱을 해버렸다. 그래서 다음 홀에서는 톱이 되지 않도록 충분히 주의를 기울여 샷을 했는데 이번에는 더프가 되고 말았다. 게다가 쇼트 아이언으로 볼의 뒤쪽을 쳐 버리는 실수까지 했다. 힘을 준 것도 아닌데 이런 실수가 자주 생기는 이유는 무엇일까?

한 가지 실수라면 몰라도 두 가지 그것도 정반대의 극단적인 실수가 한 홀마다 번갈아가며 나오면 어떻게 플레이를 해야 좋을지 알 수 없게 된다.

이런 경우는 톱과 더프가 같은 원인에서 생기는 것이다. 어드레스를 할 때의 구부정한 자세가 문제인데, 특히 쇼트 아이언에서는 클럽이 짧아진 만큼 볼과 몸을 가깝게 하려고 하지 않고 몸을 숙여서 조절하려고 하는 경향이 실수를 유발한다.

구부정한 자세로는 몸을 자유롭게 턴하는 것이 어려워 대부분 손의 힘으로 볼을 치게 되는데, 이 때문에 올바른 궤도를 어긋나게 된다. 구부정한 자세에서는 급한 각도로 테이크백을 하게 되어 그 반동으로 볼의 뒤쪽에서 아주 깊게 샷을 치게 되거나, 다운스윙에서 본능적으로 몸을 급하게 세워서 어색한 스윙이 되고 만다. 그러다 보니 클럽 헤드가 볼의 표면을 얇게 스쳐서 톱 볼을 만드는 것이다. 몸을 앞으로 숙이지 말고 몸 전체를 볼에 가깝도록 하여 올바른 어드레스로 평상시와 똑같은 스윙을 할 수 있게 하는

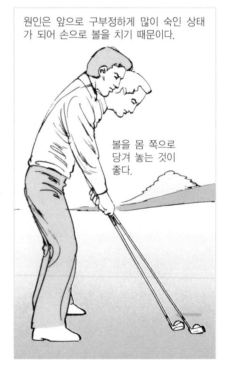

원인은 앞으로 구부정하게 많이 숙인 상태가 되어 손으로 볼을 치기 때문이다.

볼을 몸 쪽으로 당겨 놓는 것이 좋다.

●●● 구부정한 자세를 교정하고 볼을 몸에 가깝게 가져다 놓도록 한다

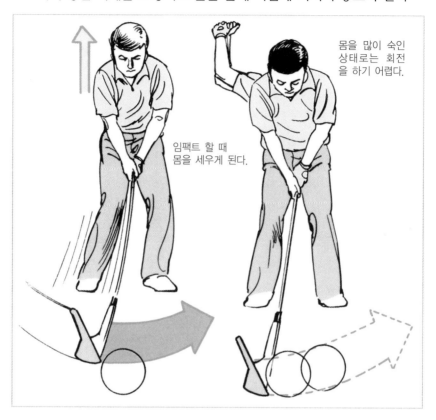

임팩트 할 때
몸을 세우게 된다.

몸을 많이 숙인
상태로는 회전
을 하기 어렵다.

것이 좋다.

쇼트 아이언에서는 몸의 움직임을 적게 하고 손으로 조절하려고 하기 쉬운
데, 그 때문에 몸을 구부리고 어드레스 해야 한다고 생각하면 큰 착각이다.
러닝 어프로치나 피치 샷과는 달리 100야드 정도의 샷에서는 허리의 회전
을 자연스럽게 하고 어깨의 회전을 충분히 하여 평상시와 같은 샷을 하도록
주의하는 것이 중요하다.

13 150야드 정도의 아이언 샷은 슬라이스가 나온다①

150야드 정도에서부터 아이언 샷을 하면 오른쪽으로 크게 슬리이스가 돼버린다. 이런 습관 때문에 왼쪽 방향으로 어드레스 하고 샷을 했는데도 오른쪽으로 깊게 휘어져 버리는 경우가 많다. 우드로는 그렇지 않은데 미들 아이언, 롱 아이언에서 유독 슬라이스가 많이 나는 이유는 무엇일까?

슬라이스에는 다양한 원인이 있지만 이 경우에는 특히 스탠스와 목표를 잡는 방법에 문제가 있는 것 같다. 슬라이스가 나오는 것을 방지하기 위해 왼쪽을 향해서 스탠스를 한다고 하는데, 사실은 오픈 스탠스가 되어 있을 뿐이다.

다시 말해 스탠스는 왼쪽을 향한다고 해도 어드레스에서 클럽을 세팅해 보면 그 클럽면은 그린을 향하여 스퀘어로 되어 있는 것이다. 즉, 가상의 목표를 기준으로 본다면 클럽면이 오픈으로 되어 있는 상태로, 왼쪽 목표물을 기준으로 슬라이스를 치는 스탠스로 되어 있는 것이다. 자신이 겨누는 방향, 즉 왼쪽보다 오른쪽으로 슬라이스 시켜서 보내는 것이라면 원래 목표물의 방향 그대로 되겠지만, 임팩트에서는 겨누고 있는 방향과는 달리 그린 쪽으로 날려 보내고 있으므로 한층 더 오른쪽으로 구부러지게 된다. 항상 슬라이스의 구질을 가지고 있다면 왼쪽에 있는 목표물을 향해서 스퀘어 상태로 클럽면을 세팅해야 한다.

슬라이스를 교정하고 싶다면 그립에서 몸의 회전까지 스트레이트 타구를 칠 수 있도록, 올바른 스윙법을 연습해야 할 것이다.

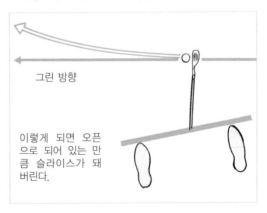

그린 방향

이렇게 되면 오픈으로 되어 있는 만큼 슬라이스가 돼버린다.

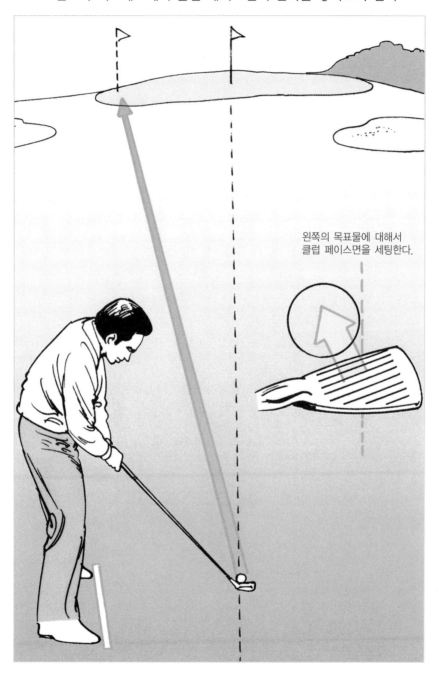

왼쪽의 목표물에 대해서
클럽 페이스면을 세팅한다.

14

150야드 정도의 아이언 샷은 슬라이스가 나온다②

5번 아이언 정도부터 롱 아이언까지 슬라이스가 많이 나온다. 그래서 볼을 오른발에 가깝게 세팅하고 슬라이스를 막아보려 하지만 올바른 타구가 나오지 않는다. 그립도 스퀘어로 하려고 주의하는데 어떻게 해도 슬라이스가 되어 그린을 공략할 수가 없다. 좋은 방법이 없을까?

아마 스윙이 아웃사이드 인으로 되어 있을 것이다. 아무리 그립을 스퀘어로 하고 볼의 위치를 오른발에 가깝게 하더라도, 슬라이스를 만드는 가장 큰 원인은 스윙의 궤도에 있다. 그립을 스퀘어로 하는 것도, 볼을 오른쪽 사이드에 가깝게 하는 것도 모두 아웃사이드 인 스윙을 교정하기 위한 방법인 것이다.

그런데도 계속 슬라이스가 나온다면 스윙 궤도를 근본적으로 수정해야 한다. 바깥쪽에서 컷으로 스윙하면 임팩트 시에 볼이 클럽 페이스에서 경사면으로 만나게 되어 오른쪽으로 회전하기 때문에 슬라이스가 생기게 된다. 이 타법을 교정하지 않는 한 슬라이스는 해결되지 않을 것이다.

우선 다운스윙 할 때 오른쪽 겨드랑이가 헐겁지 않도록 옆구리에 오른 팔꿈치가 쿵하고 부딪친다는 느낌으로 겨드랑이를 조인다. 그리고 왼팔을 쭉 펴고 폴로스루를 하도록 한다.

쇼트 아이언에서는 임팩트 후에 왼팔꿈치를 접어서 컨트롤 하지만 미들 아이언에서는 단숨에 왼팔을 쭉 편 상태로 피니시 하는 것이 좋다.

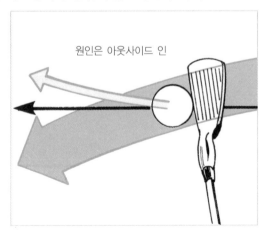

원인은 아웃사이드 인

●●● 오른쪽 겨드랑이를 조이고 왼팔을 펴서 인사이드 아웃

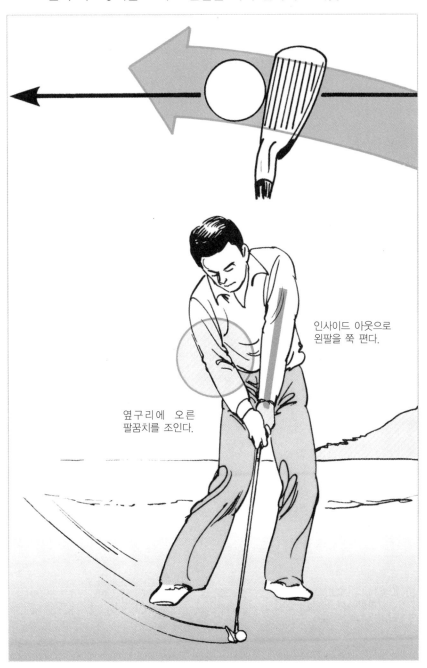

인사이드 아웃으로
왼팔을 쭉 편다.

옆구리에 오른
팔꿈치를 조인다.

15 하프 샷을 하면 슬라이스성 구질이 된다

풀샷을 할 때는 괜찮은데, 힘을 조금 줄여서 스리 쿼터로 하프 샷을 하려고 하면 오른쪽으로 크게 휘어버릴 때가 있다. 나름대로 슬라이스가 나올만한 원인들을 모두 체크하고 있다고 생각되는데도 하프 샷에서 슬라이스가 나오는 이유는 무엇일까?

이런 경우 슬라이스의 원인은 무게 이동에 있다. 의식적으로 힘을 자제하면서 치려다 보니 몸이 왼쪽으로 너무 빨리 나가기 때문이다. 예컨대 하프 샷에서든 쿼터에서든 스윙을 할 때는 반드시 축을 일정하게 하여 어깨와 허리를 회전시킬 필요가 있다. 그런데 샷을 자제하려고 하다보면 몸을 제대로 회전하지 않거나 오른쪽에서 왼쪽으로 단순히 이동시키기만 하기 쉽다. 그 결과 임팩트에서 몸이 손보다도 먼저 앞으로 움직여 버리게 된다. 늦게 따라온 손 때문에 클럽 페이스가 열린 상태로 볼을 치게 되는 것이다. 어드레스 할 때와 비교해 보면 볼의 위치가 크게 어긋나 있을 것이다. 몸의 축이 움직이게 되면 슬라이스가 나올만한 다른 원인들을 아무리 주의해도 원하는 타구가 만들어지기 힘들다.

힘을 억제하는 샷이라고 해도 안이하게 스윙을 해서는 안 된다. 몸이나 손끝으로 샷을 조절하려는 것도 피해야 한다. 이러한 샷은 백스윙의 크기로 조절해야 하는 것이다. 평상시부터 자신의 백스윙에 따른 거리를 파악해 두도록 한다.

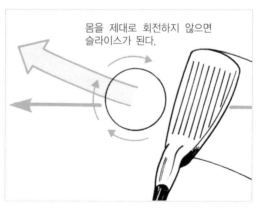

몸을 제대로 회전하지 않으면 슬라이스가 된다.

●●●어깨나 허리 회전까지 억제해 버리는 것이 원인이다

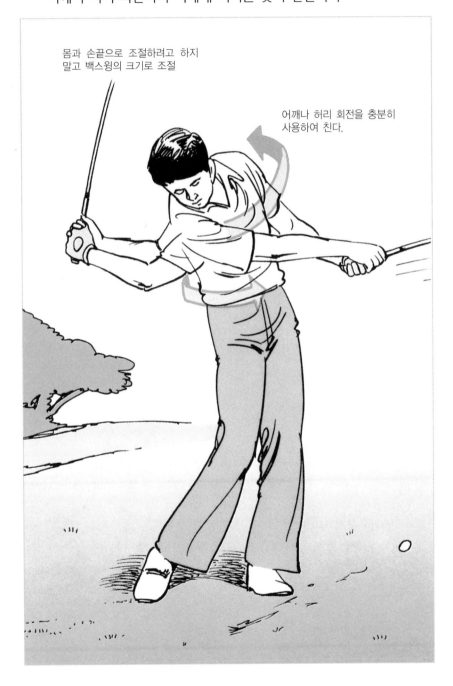

몸과 손끝으로 조절하려고 하지
말고 백스윙의 크기로 조절

어깨나 허리 회전을 충분히
사용하여 친다.

16 허리를 빨리 회전시키면 슬라이스가 된다

스윙을 할 때 어깨와 허리를 회전시키도록 주의하고 있는데도 슬라이스 볼이 나온다. 슬라이스가 될만한 원인들을 거의 체크하고 있는데, 몸을 회전시키는 방법에 문제가 있는 것은 아닐까? 가끔 톱이 나오는 것 같기도 하다.

몸을 회전사키는 것에 대해 오해를 하고 있는 것은 아닐까? 어깨를 돌리고 허리를 회전시키라는 말을 듣고 단순히 몸을 빙그르 돌리고만 있는 것은 아닌지 확인해보자.

다운스윙은 우선 왼발 뒤꿈치를 붙이는 것에서부터 시작하여 비튼 몸을 원래 자세로 되돌리고 클럽을 휘둘러 내려오는 것이 이상적이다. 이때 몸을 빙그르 돌리기만 해서는 스윙에 힘이 전달되지 않는다. 중심을 잡고 있는 든든한 하반신 위에서 힘차게 왼쪽 사이드를 당긴 채로 허리를 돌려야 한다.

또한 임팩트에서 허리는 항상 볼을 정면으로 보고 있어야 한다. 그러나 몸을 단순히 회전시키기만 하면 임팩트에서 허리나 몸의 정면이 목표물을 바라보는 정도가 돼버린다. 다시 말해 몸이 빨리 열려버리는 것이다. 이 때문에 손이 늦게 내려오게 되면 클럽 페이스가 볼을 잡을 때 열린 상태가 되고 슬라이스 회전을 주게 된다.

몸을 돌린다는 것은 테이크백에서 비튼 몸을 원래 상태로 되돌아오게 하는 것이며, 임팩트에서 몸이 볼을 정면으로 볼 수 있도록 해야함을 기억해 둔다.

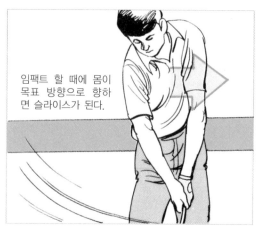

임팩트 할 때에 몸이 목표 방향으로 향하면 슬라이스가 된다.

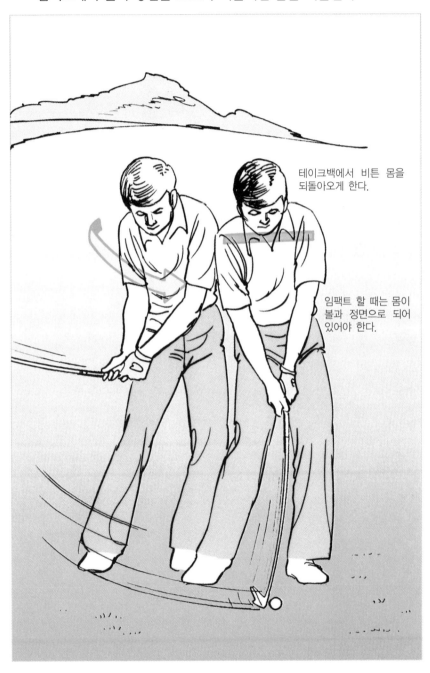

테이크백에서 비튼 몸을
되돌아오게 한다.

임팩트 할 때는 몸이
볼과 정면으로 되어
있어야 한다.

17 볼을 높이 띄울 때마다 오른쪽으로 힘없이 밀린다

그린 바로 앞에 깊은 벙커가 있어서 그 앞쪽에서 볼을 높게 올려서 핀에 가져다 대리고 하는데, 꼭 이럴 때마다 볼이 오른쪽으로 힘없이 나가버린다. 과감하게 볼을 높이 보내려고 하다보니 클럽을 열고 치게 되는데, 좀처럼 생각대로 타구가 나오지 않는다. 높은 볼을 제대로 칠 수 있는 방법은 무엇일까?

볼을 높게 올려 보내고자 할 때, 클럽 페이스를 열고 스탠스를 하는 것은 맞지만 그렇다고 해서 페이스를 단순히 열기만 해서는 안 된다. 스탠스를 스퀘어로 하고 클럽 페이스를 열게 되면 오른쪽을 향하고 있는 것과 마찬가지가 된다.

높은 볼을 치고 싶을 때 스탠스는 목표물에 대해서 왼쪽을 향하고 오픈으로 되어 있어야 한다. 클럽 페이스 역시 목표물에 대해서 조금 오픈으로 되어 있어야만 한다.

스윙은 목표물이 아닌 자신의 스탠스에 맞추어 휘두르는 것이다. 이것을 자연스럽게 하기 위해서는 우선 스탠스를 스퀘어로 하고 페이스도 스퀘어로 하여 어드레스를 한 후에, 왼발을 뒤로 당기고 오픈 스탠스가 되도록 한다.

그리고 스탠스에 맞추어 스윙을 하면 아웃사이드 인으로 휘두르게 되어 클럽의 로프트가 커져서 높은 볼이 만들어지는 것이다. 볼을 높게 보내고 싶다고 해서 손으로 올리려고 하면 오히려 톱을 하는 경우가 많아진다.

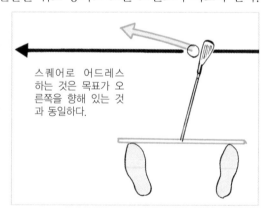

스퀘어로 어드레스 하는 것은 목표가 오른쪽을 향해 있는 것과 동일하다.

●●● 오픈 스탠스로 준비하고 아웃사이드 인으로 스윙한다

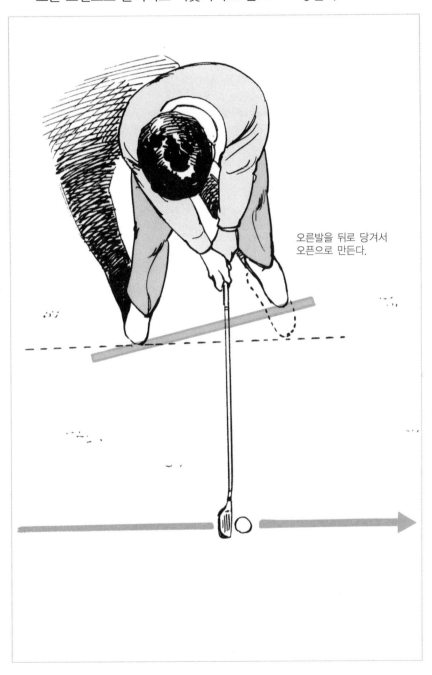

오른발을 뒤로 당겨서
오픈으로 만든다.

18 아이언에서
훅이 자주 나오는 이유①

그린을 과감하게 공략하려고 할 때 드라이버에서는 스트레이트 볼이 나오는데, 미들 아이언 정도만 되면 왼쪽으로 훅이 되어 그린에서 완전히 멀어지게 된다. 스탠스는 똑바로 하고 있는데 도대체 무엇 때문에 그런 것인지 알 수 없다. 뭔가 큰 잘못을 하고 있는 건 아닐까?

왼손을 덮고 있는 듯한 그립을 하고 있는 것은 아닐까? 이른바 스트롱 그립으로 왼손가락 관절의 대부분이 보이도록 잡고 있으리라고 생각된다.

힘이 세지 않은 사람의 경우 드라이버나 긴 클럽으로 그립을 하더라도 적당한 타이밍에 스퀘어로 임팩트 할 수 있는 반면, 미들 아이언 이하에서는 클럽을 쉽게 조작할 수 있기 때문에 이론 그대로 왼쪽으로 휘는 타구가 되어버리는 경우를 자주 볼 수 있다.

스트롱 그립은 훅 그립이라는 별명을 가지고 있기도 하다. 왼손이 덮혀 있으므로 그대로 테이크백 하면 톱스윙에서는 클럽 페이스가 위를 향하는 형태가 되어 오른 손등이 아래를 향하고 손목도 오른쪽 바깥으로 구부러지기 쉬워진다. 그대로 다운스윙을 하면 당연히 인사이드에서 밀어내는 듯한 스윙이 되어 훅 계통의 타구가 된다. 심할 때에는 오른손을 급격하게 되돌려

버리기 때문에 왼쪽으로 당겨버리는 실수를 유발하기도 한다.

이럴 때에는 왼손 관절의 검지와 중지가 보일 정도로만 그립을 하고 톱에서 왼손등과 가슴이 같은 평행이 되도록 한다.

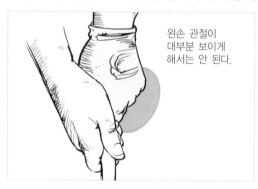

왼손 관절이
대부분 보이게
해서는 안 된다.

왼손이 덮인 상태로 스트롱 그립을 하면 훅이 나오기 쉽다

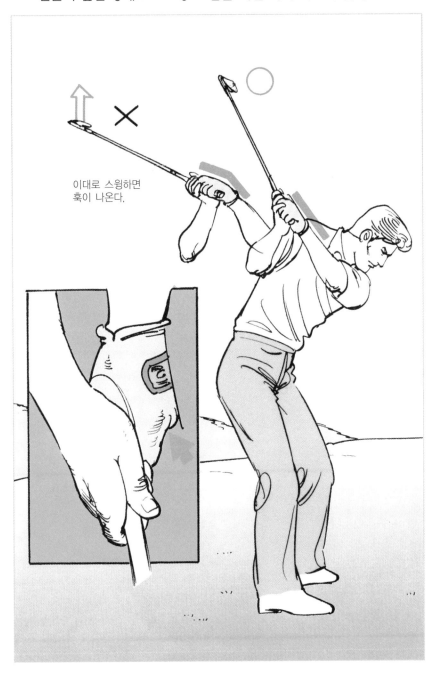

이대로 스윙하면
훅이 나온다.

19 아이언에서 훅이 자주 나오는 이유②

드라이버에서는 가끔 슬라이스성의 볼이 나오는데, 아이언만 되면 반대로 훅성 볼이 많아지거나 훅을 하지 않더라도 타구가 대체적으로 왼쪽으로 날아가 버린다. 이렇게 사용하는 클럽마다 다른 타구가 나오면 고민도 되고, 또 다른 실수로까지 이어지게 되는 경우가 많다. 어째서 이런 것일까?

스탠스에서 볼의 위치가 오른쪽 사이드에 가깝게 있으리라고 생각된다. 일반적으로 드라이버에서는 왼발 안쪽 선상에 볼을 놓은 후에 클럽이 짧아질수록 오른발 쪽으로 이동시키라고 하는데, 이것이 너무 과하면 실수로 연결되기 쉽다. 다운스윙의 클럽 궤도를 생각해 보기 바란다. 다운스윙은 플레이어 인사이드에서 들어오는 것이 보통이며, 그것이 올바른 궤도이다. 그리고 임팩트에서는 목표물에 대해 클럽 페이스가 스퀘어로 되어 있어야 한다. 그러나 볼이 너무 오른발 쪽에 가깝게 있으면 클럽 페이스가 스퀘어가 되지 못하고 볼에 대해서 열린 상태로 볼을 치게 된다. 그리고 아직은 볼을 밀어내는 정도의 수준이므로 왼쪽 회전을 거는 결과가 되어 훅성의 볼이 나오는 것이다.

그러므로 자신의 스윙 궤도를 잘 확인하고 볼의 위치를 올바르게 해야 한다. 단순히 클럽 호수에 따라서 볼을 오른쪽 사이드 쪽으로 벗어나게 하면 자신의 스윙 리듬까지 무너지게 된다. 볼이 1/3 정도나 절반 정도로 이동할 수 있도록 한다.

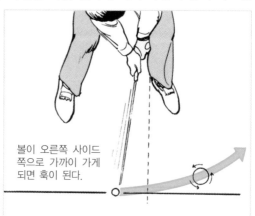

볼이 오른쪽 사이드 쪽으로 가까이 가게 되면 훅이 된다.

●●● 아이언인 경우 볼의 위치가 너무 오른쪽에 있는 것이 원인이다

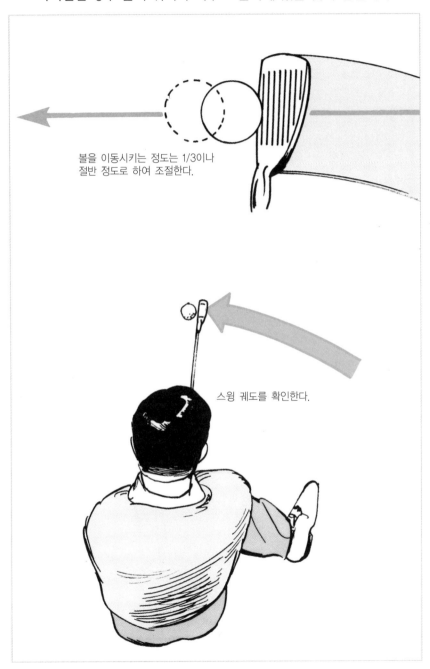

볼을 이동시키는 정도는 1/3이나
절반 정도로 하여 조절한다.

스윙 궤도를 확인한다.

20 타구의 대부분이 탄도가 낮은 볼이 된다

롱 아이언에서는 더욱 심하고 미들 아이언인 경우에도 탄도가 낮은 볼이 된다. 힘은 있는 편이라고 생각되는데, 포물선을 그리는 것이 아니라 지면과 평행할 정도의 타구가 되는 경우가 많다. 따라서 비거리도 제각각이며 그린을 정확하게 공략할 수가 없다. 어떻게 하면 좋을까?

임팩트 때 톱이 되는 것도 볼이 올라가지 않는 원인인데 게다가 클럽 페이스가 덮인 상태로 볼을 치는 것 또한 문제이다. 이런 경우에는 볼의 위치를 왼발 쪽에 가깝게 놓는 것도 하나의 해결 방법일 수 있지만, 체중 이동만 올바르게 하여도 충분히 탄도를 높일 수 있다.

체중을 올바르게 이동하여 샷을 하면 각각의 클럽 로프트 대로 볼을 칠 수 있지만, 잘못되면 클럽이 올바른 기능을 하지 못하게 된다. 우드나 롱 아이언에서는 어드레스에서 몸의 오른쪽에 무게를 싣고 임팩트 후에 폴로스루로 이동하는 단계에서 왼쪽으로 무게를 이동한다. 그러나 이것이 반대가 되면 톱을 하는 경우가 많아진다. 또한 오른쪽에 실은 무게를 다운스윙에서 왼쪽으로 이동시킬 때, 너무 빨리 이동시켜 버리면 클럽 로프트가 덮인 상태로 볼에 들어가게 된다. 따라서 클럽 로프트 본래의 기능을 잃어버리고, 볼을 잘 쳤다고 해도 낮은 볼밖에는 나오지 않게 된다.

로프트가 있는 쇼트 아이언에서도 체중을 너무 왼발 쪽에 가깝게 실어 놓으면 로프트 대로 타구를 하지 못하고 더 늦게 날아가 버릴 위험이 생긴다.

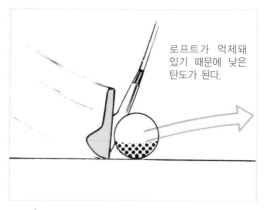

로프트가 억제돼 있기 때문에 낮은 탄도가 된다.

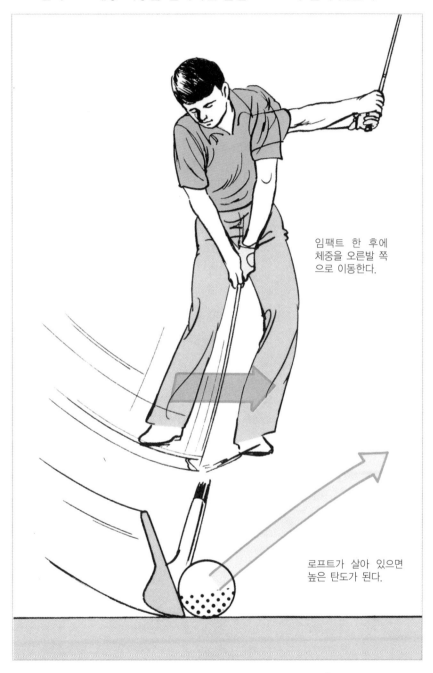

임팩트 한 후에
체중을 오른발 쪽
으로 이동한다.

로프트가 살아 있으면
높은 탄도가 된다.

21 쇼트 아이언에서 하프 라이너 타구가 난다

그린까지는 9번 아이언이나 웨지로 칠 만한 거리밖에 남지 않았다. 그런데 볼을 높이 올려 보내지 못하고 하프 라이너가 되어 그린에 떨어진 후에 런이 되면서 그린을 넘겨 버린다. 이 때문에 거리감을 맞추기가 어렵다. 로프트에 맞는 높은 볼을 칠 수 없는 이유는 무엇일까?

하프 라이너 타구가 되는 것은 톱을 하고 있기 때문일 것이다. 볼이 갑자기 굴러가지도 않고, 낮으면서도 타구가 어느 정도 각도를 가지고 있으므로 톱이라고 느끼지 못할지도 모르지만, 이것을 하프 톱이라고 한다.

하프 톱의 원인은 다양하다. 첫째, 9번이나 웨지와 같은 짧은 클럽을 사용해 사이드 드로의 느낌으로 스윙을 하는 경우이다. 다시 말해 옆에서 때리는 느낌으로 볼을 치고 있기 때문에 클럽의 바닥면으로 스윙을 하고 있는 것은 아닐까 하는 것이다. 이렇게 되면 볼이 올라가지 않을 뿐만 아니라 방향도 위험해진다.

아이언은 샤프트가 짧아질수록 백스윙은 업라이트로 하고 다운스윙에서는 예각으로 샷을 해야 한다. 이렇게 해야만 비로소 클럽 로프트를 올바르게 살릴 수 있게 된다.

둘째, 볼의 위치가 왼쪽 사이드로 너무 가깝게 있는 것도 톱을 유발한다. 왼쪽 사이드에 너무 가까이 있으면 클럽이 상승하려고 할 때 볼의 상부를 스치듯이 치게 되어 톱이 발생한다. 볼은 중앙이나 조금 오른쪽 사이드에 세팅하는 것이 좋다.

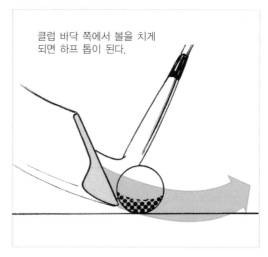

클럽 바닥 쪽에서 볼을 치게 되면 하프 톱이 된다.

●●● 사이드 드로의 느낌으로 하프 톱을 하고 있다

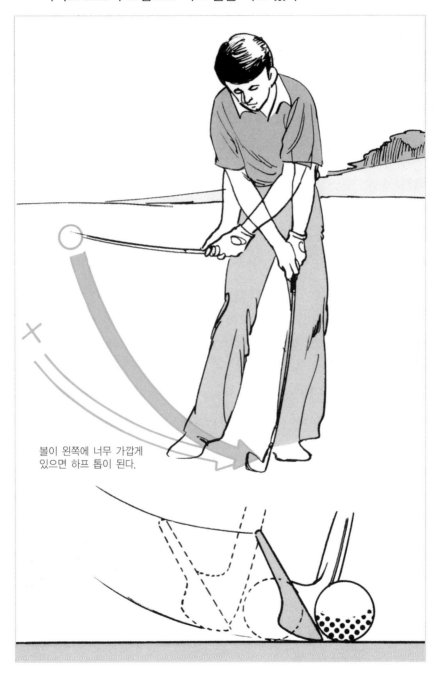

볼이 왼쪽에 너무 가깝게
있으면 하프 톱이 된다.

22 쇼트 아이언에서
높은 볼을 칠 수 없다

50~600야드 근처에서 웨지나 9번 아이언으로 볼을 높게 쳐 올려서 그린에서 멈추도록 하고 싶은데 미들 아이언 정도의 높이밖에 올라가지 않는다. 모처럼 얻은 좋은 위치에서 어프로치를 실패하고 파는 커녕 더블보기로 이어져 버리는 것이다. 높은 볼을 치는 타법은 무엇일까?

쇼트 아이언은 샷을 하면 높은 볼이 되도록 만들어진 것이다. 볼이 올라가지 않는다는 것은 샷 자체에 결점이 있다는 뜻이다. 하프 샷이 아니라면 클럽 로프트를 살리지 못하고 샷을 하고 있는 것임에 틀림없다.

'스윙은 모두 똑같이' 라는 말이 있는데 이것을 있는 그대로 받아들여서는 안 된다. 기본적인 그립, 스윙 궤도, 리듬 등은 다를 것 없지만 9번 아이언과 드라이버 사이에는 차이점이 있다.

쇼트 아이언을 휘두르는데 드라이버처럼 몸을 크고 힘차게 움직여서는 정확한 샷을 할 수 없다. 쇼트 아이언일 때에는 60~70% 정도의 힘으로 샷을 하고, 스탠스는 조금 오픈되도록 한다. 볼을 스탠스 중앙이나 조금 오른쪽에 놓고 업라이트된 테이크백으로 볼을 직접 치는 느낌으로 하되 오버스윙은 금물이다.

폴로스루는 길게 하기보다는 팔꿈치를 임팩트에서 접어 넣는 듯한 스윙으로 한다. 쇼트 아이언의 기본을 충실하게 지키면 클럽의 로프트 대로 자연스럽게 볼을 올려 보낼 수 있을 것이다.

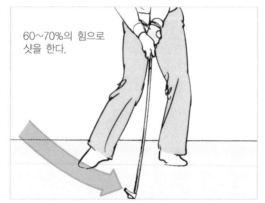

60~70%의 힘으로 샷을 한다.

●●● 약간 오픈 스탠스로, 볼은 스탠스 중앙이나 조금 오른쪽에 위치

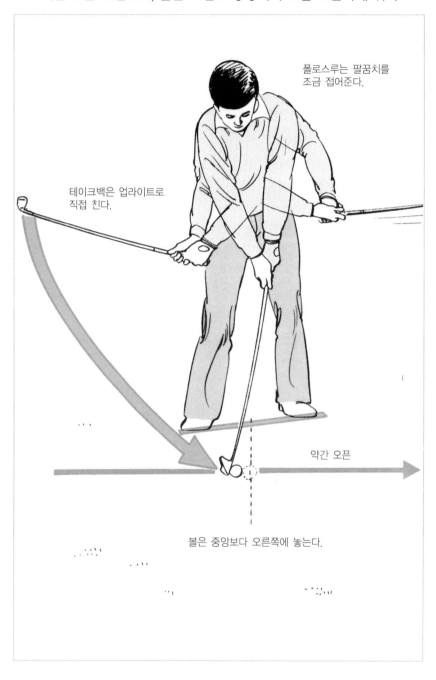

폴로스루는 팔꿈치를
조금 접어준다.

테이크백은 업라이트로
직접 친다.

약간 오픈

볼은 중앙보다 오른쪽에 놓는다.

23 맞은 편에서 바람이 불어올 때의 낮은 아이언 샷

맞은편에서 바람이 불어올 때 평범하게 샷을 하면, 볼이 너무 높이 날아 올리 바람의 영향으로 되돌아오거나 좌우로 흔들리기 때문에 의도한 구질이나 거리가 나오지 않는다. 이런 경우에 낮은 탄도로 칠 수 있는 방법은 무엇일까?

탄도를 낮게 만들기 위해 손으로만 미세하게 조절하려는 사람이 있는데 이는 잘못된 생각이다. 낮은 볼을 만드는 비결은 허리와 양 무릎의 사용방법에 있다. 먼저 백스윙을 할 때 손으로 클럽을 올리는 것이 아니라 허리로 들어올리는 기분으로 테이크백을 한다. 그러면 일반적인 샷보다 오른쪽 허리를 많이 회전시킬 수 있다.

이렇게 해서 몸을 비틀어 놓으면 다운스윙에서는 자연스럽게 양 무릎을 사용할 수 있게 된다. 즉, 몸이 가라앉은 상태로 다운스윙 하는 형태가 되는 것이다. 다운스윙에서 임팩트까지 오른무릎을 쭉 밀어 보내면서 그 자세 그대로 폴로스루를 낮고 길게 보내면 낮은 볼을 칠 수 있다. 낮은 볼을 칠 때는 절대 무릎을 펴서는 안

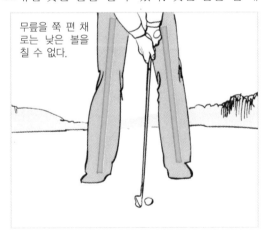

무릎을 쭉 편 채로는 낮은 볼을 칠 수 없다.

된다. 피니시까지 양 무릎을 구부린 상태로 유지하는 것이 바람직하다.

이때 한 가지 체크해야 할 포인트가 있다. 테이크백은 크지 않게 허리로 올려 보내는 것이므로, 손으로 더욱 크게 만들려고 할 필요가 없다.

●●● 무릎을 구부린 채로 폴로스루를 낮고 길게 한다

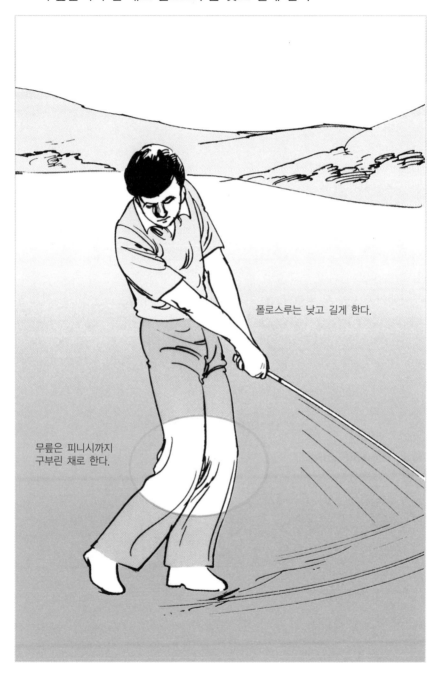

폴로스루는 낮고 길게 한다.

무릎은 피니시까지
구부린 채로 한다.

24 겨울철 코스에서
실수를 줄이는 비결

겨울에는 바람도 차고 몸도 굳어 있기 때문에 스코어도 좋지 않은 게 당연하다. 하지만 아침저녁으로 코스의 컨디션이 달라서인지 샷을 할 때마다 고민하게 되는 경우가 많다. 겨울철 코스에서는 봄·가을과 달리 어떤 점에 주의를 기울여야 할까?

봄·가을 시즌에 비해서 겨울철 골프는 2~3타 정도 스코어가 나빠지는 것 같다. 몸이 생각처럼 움직여지지 않고 추위 때문에 집중력도 떨어지기 쉽기 때문이다.

코스 자체의 컨디션이 악화되는 것도 스코어를 나쁘게 만드는 원인이다. 아침에는 꽁꽁 얼어있는 코스가 낮이 지나면 서리가 녹아 흠뻑 젖은 연약한 페어웨이로 변하게 되어 플레이어들을 골치 아프게 만든다. 이러한 코스의 상태 변화를 잘 관찰하고 샷 하나하나를 생각하여 겨울 코스 공략에 나서기를 바란다.

우드 샷은 괜찮지만 아이언 샷은 치는 방법을 바꾸는 것이 좋다. 겨울처럼 바닥이 딱딱할 때, 다른 시즌과 마찬가지로 터프를 하려고 하면 헤드가 팅길 위험이 있다. 심할 경우에는 손목을 다칠 수도 있으므로 잔디를 치려고 하는 것보다 볼을 깨끗하게 치는 것이 바람직하다.

그린 주변에서도 볼을 올리려고 하지 말고 러닝 어프로치로 하는 것이 좋다. 잔디가 시들어서 바닥도 딱딱하고 칩을 하기에는 어려운 상태이기 때문이다.

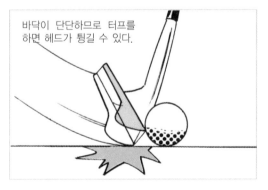

바닥이 단단하므로 터프를 하면 헤드가 팅길 수 있다.

●●● 코스가 얼어있는 동안에는 볼을 깨끗하게 치도록 한다

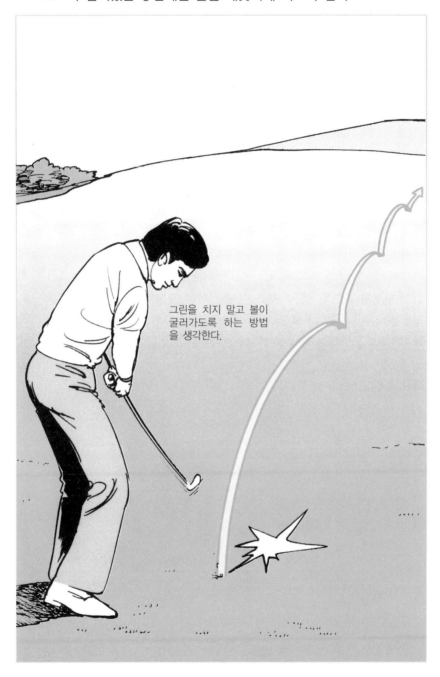

그린을 치지 말고 볼이 굴러가도록 하는 방법을 생각한다.

25 여름철 코스에서 러프는 실수를 연발하게 한다

여름철에 골프를 할 때는 러프에서 하는 샷이 가장 고민이다. 깊은 러프는 일단 포기한 상태로 탈출하는 것에만 집중하게 되는데, 그다지 깊지 않은 러프에서도 샷을 잘 할 수가 없다. 거리감도 흐트러지게 되고 더프를 하는 경우도 있다. 여름철 러프에서 안전하게 칠 수 있는 방법은 없을까?

때에 따라서는 여름철 러프가 벙커보다도 어려운 경우가 있다. 깊은 러프에 빠졌다면 페어웨이로 나가게 하는 것만으로도 충분하다. 그러나 얕은 러프라면 그린을 공략해보고 싶은 마음이 들기 마련이다.

하지만 여름철 잔디는 설령 짧은 러프라고 해도 그 저항력이 상상 이상으로 강하다. 볼이 잔디 위에 떠 있는 상태에서는 다운 블로가 아니라 조금 평평한 스윙으로 쓸어서 치는 편이 쉬운데, 이런 행운은 좀처럼 만나기 힘들다. 대부분의 경우는 볼이 풀 속에 가라앉아 있어 성가신 법이다.

볼을 조금 오른쪽에 오도록 하여 스탠스 하고, 업라이트 스윙으로 약간 컷이 들어간 느낌으로 친다. 볼 뒤쪽의 잔디를 겨냥하면 잔디의 저항을 받아 더프를 할 수 있다.

볼을 강하게 칠 필요가 있으므로 스탠스는 조금 넓게 하고 왼손 그립을 확실하게 잡는다. 왼팔은 쭉 편 상태로 샷을 하도록 한다. 거리가 있더라도 7번 이하의 쇼트 아이언을 사용하여 그린 앞쪽까지 볼을 옮겨 가도록 하는 것이 좋다.

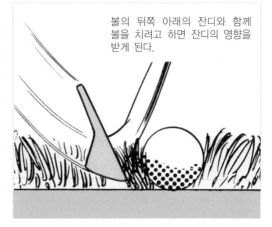

볼의 뒤쪽 아래의 잔디와 함께 볼을 치려고 하면 잔디의 영향을 받게 된다.

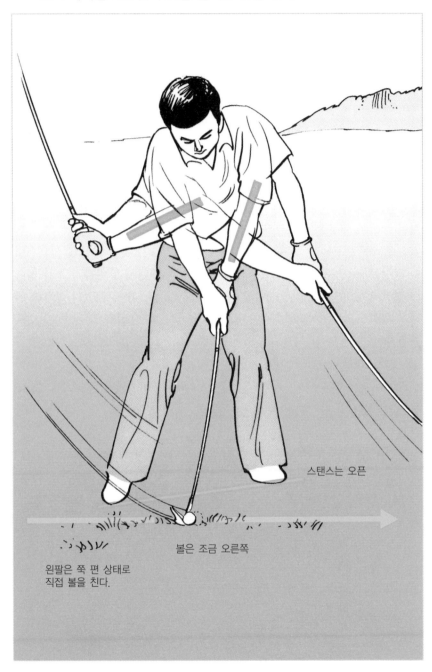

스탠스는 오픈

볼은 조금 오른쪽

왼팔은 쭉 편 상태로
직접 볼을 친다.

26 러닝 어프로치는 특정 클럽으로 하는 것이 좋은가?

그린 주변에서 러닝 어프로치로 볼을 가까이 붙이고 싶다. 이럴 때 거리에 맞추어 클럽을 다양하게 구분하여 사용하는 것이 좋을까? 아니면 자신 있는 클럽을 하나 갖는 것이 좋다는 말처럼 특정한 한 자루의 클럽으로 힘의 강약을 컨트롤 하여 거리를 조절하는 편이 나을까?

클럽을 구분하여 사용하면서 동일한 힘으로 치는 것도 좋고 특정한 클럽을 정해놓고 자신의 힘으로 거리를 조절하는 것도 괜찮다. 각자의 생각과 자질에 따라서 정해야 할 문제이다.

일반적으로 컨트롤을 잘할 수 있는 세심한 사람들은 하나의 클럽으로 거리나 방향을 잘 맞추어 칠 수 있으므로 클럽 선택에 대해 고민할 필요가 없다는 장점이 있다. 한편 거리감이 없는 사람, 컨트롤에 자신이 없는 사람은 클럽이 가지고 있는 제각각의 기능을 사용하여 같은 힘으로 칩을 하는 것이 안정적이다.

9번에서 4번까지 그리고 3번 아이언에서도 칩(chip, 러닝 어프로치)을 할 수 있다. 런을 할 수 있는 거리가 길면 길수록 로프트가 작은 클럽을 사용하게 되는 것이다. 다만 샤프트가 긴 클럽일수록 그립 엔드를 남기고 칩을 할 필요가 있다.

거리를 내는 것이 아니라 클럽의 로프트가 굴러가는 정도를 결정하는 것이므로 가능한 짧게 잡도록 하고, 어떤 클럽을 쓰든 간에 손목은 사용하지 않고 목표를 향하여 볼을 곧바로 보내는 것이 원칙이다.

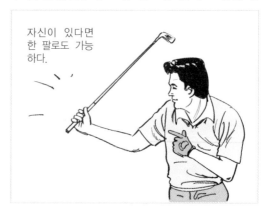

자신이 있다면 한 팔로도 가능하다.

●●● 거리를 맞추는 것에 자신이 없으면 클럽을 바꾸어 치도록 한다

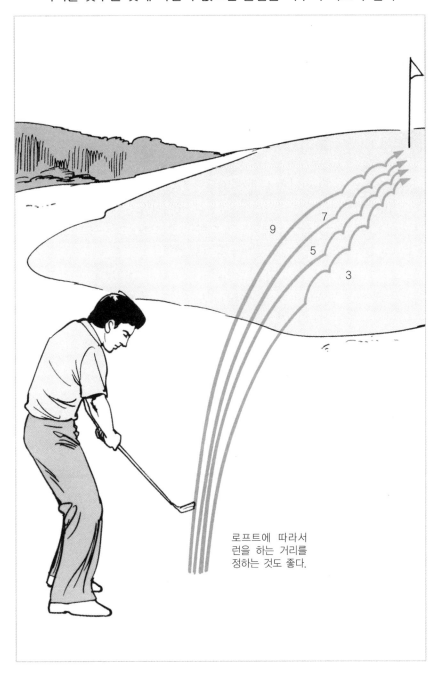

9

7

5

3

로프트에 따라서
런을 하는 거리를
정하는 것도 좋다.

27 칩과 피치 앤드 런을 구분해서 사용하는 방법

그린 주변까지 와서 어떤 어프로치를 하면 좋을까 망설이는 경우가 많다. 굴러가게 해서 기저다 대는 것이 좋은지, 웨지로 볼을 높게 올려서 공략해야 하는 것은 아닌지 등의 고민이 샷 자체에까지 영향을 미치는 경우가 종종 있다. 상황에 따라서 어떤 샷을 선택해야 할지 그 기준을 알고 싶다.

샷을 판단하는 방법 하나에 따라서 스코어가 큰 영향을 받게 되는 것이 바로 그린 주변에서의 어프로치이다. 그린까지의 거리, 그리고 그 거리 안에서의 상황에 알맞은 샷을 선택하느냐 그렇지 않으냐에 따라서 1~2타, 때에 따라서는 3타 정도의 스코어 차이가 나기도 한다.

어프로치를 크게 나누어 보면 칩, 즉 러닝 어프로치 그리고 높이 올려 보내서 멈추게 하는 피치로 나눌 수 있다. 러닝 어프로치는 가장 안전하며 성공률도 높지만 상당히 좋은 조건이 요구되는 샷이다. 그린까지 거의 평탄해야 하며, 그 사이에는 장애물이 없고 또한 홀과 그린까지의 페어웨이(또는 얇은 러프)의 잔디 결이 순방향이어야 한다는 것, 잔디가 깊지 않은 것을 일반적인 조건으로 한다.

따라서 그린 앞쪽에 벙커가 있거나 장애물이 있는 경우 또는 그린까지의 잔디 결이 역방향일 때에는 피치 샷을 선택해야 한다. 포대그린 같은 높은 그린 주변에서도 웬만큼 상황이 좋지 않다면 러닝은 하기 어려우므로 피치가 좋을 것이다. 사용하는 클럽은 러닝에서는 7번으로 로프트가 적은 클럽, 칩에서는 9번에서 웨지가 최적이다.

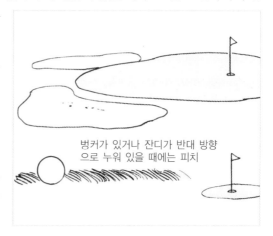

벙커가 있거나 잔디가 반대 방향으로 누워 있을 때에는 피치

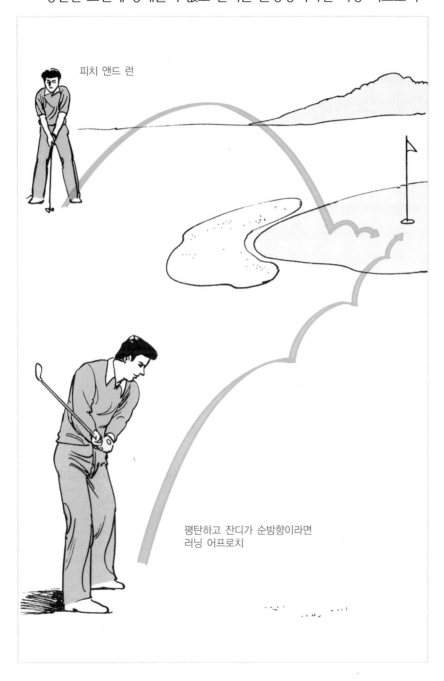

피치 앤드 런

평탄하고 잔디가 순방향이라면
러닝 어프로치

28 피치 앤드 런과 피치 샷

같은 피칭 웨지를 사용하여 런을 내는 피치 앤드 런과 스핀을 거는 피치 샷을 구분하여 칠 수 있다면 좋겠지만 좀처럼 생각대로 되지 않는다. 스핀을 걸어 보려고 해도 잘 안 되고, 가볍게 쳤다고 생각하는데 스핀이 걸려 버리거나 거리감이 좀처럼 맞아 들어가지가 않는다. 어떻게 하면 좋을까?

피치 앤드 런은 가볍게 클럽을 휘둘러 볼을 높이 띄운 후에 굴러가도록 하는 것인데, 그린까지의 거리가 20~30야드 이내로 그 사이에 장애물이 있더라도 그린 위의 홀까지 거리가 있어서 런을 시킬 수 있는 경우에 사용한다.
테이크백에서 콕은 필요 없으며, 양팔로 가볍게 클럽을 허리 정도까지 들어 올려 볼의 둥근 배 부분을 치는 느낌으로 힘을 빼고 치기만 하면 된다. 터프는 생각하지 말고, 폴로스루도 높게 할 필요가 없으며, 목표 방향에 따라서 스윙을 한다. 장애물을 넘기려는 마음에 무조건 떠올리는 느낌으로 치려고만 하지 않으면 그다지 실수하지 않을 수 있다.
한편 피치 샷은 장애물을 넘기고 그린 앞쪽의 홀에 가깝게 보내려고 하는 것이므로 볼을 높이 올려서 보낸 후에 딱 맞게 멈추는 볼이 되도록 해야 한다. 반드시 백스핀을 걸어야만 하므로 고도의 기술을 필요로 하는 샷으로 생각될 수 있지만, 요령을 잘 터득하면 그렇게 어려운 것만은 아니다.

스탠스는 오픈으로 하여 왼 발 앞꿈치를 조금 열어 놓는 느낌이 되도록 한다. 발의 폭은 좁게 하고 허리 회전을 충분히 한다. 볼은 중앙에서 왼발 앞쪽으로 놓고 양 무릎을 구부린다. 클럽은 가능한 몸과 가깝게 세팅하도록 한다. 백스윙은

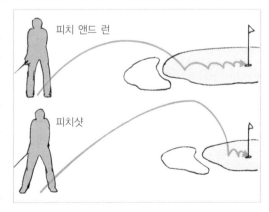

피치 앤드 런

피치샷

●●● 피치에서는 터프를 하며 피치 앤드 런에서는 하지 않는다

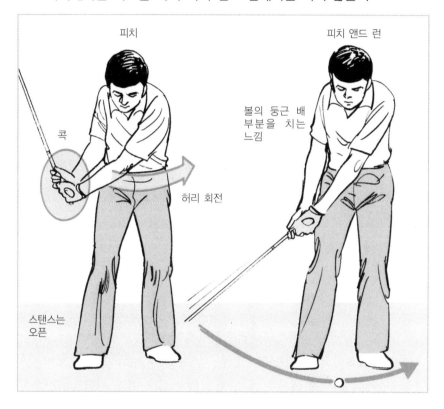

어드레스에서 양 어깨와 양팔이 만든 삼각형 모양을 잘 유지하면서 당기듯 이 올려 보내 가능한 빨리 콕을 한다. 백스윙의 크기는 허리 부근에 올 정도로만 하고, 다운스윙은 팔과 손이 아니라 허리를 회전시키면서 한다. 손과 팔이 주체가 되면 궤도도 흐트러지고 강한 볼이 만들어지지 않는다. 허리 회전이 백스핀을 만든다고 생각하고, 오른쪽 허리를 목표 방향으로 보내면 서 폴로스루는 몸이 목표 방향과 마주하는 정도로 한다. 이렇게 하면 클럽 페이스가 볼을 직접 치면서 터프를 하는 형태가 되어 강한 스핀이 걸린다.

어프로치는 스코어를 만드는 데에 가장 중요한 샷이다. 이 2가지 샷을 익혀 두면 스코어를 훨씬 향상시킬 수 있을 것이다.

29 그린과 가까운 곳에서 샷을 할 때 심한 더프가 된다

그린 근처에서 실패하는 경우가 많다. '뒤땅'이라고도 불리는 더프는 그린에 가까워지면 질수록 자주 일어난다. 웨지로 치든 7번 정도로 치든 간에 더프를 연발하곤 하는데 좋은 대책이 없을까?

'핀에 가까이 가져다 대자!'고 하는 지나친 욕심이 원인이라고 생각된다. 롱샷에서는 더프를 하는 경우가 적은데 그린에 가까워지면 질수록 이런 현상이 일어나는 것은 지나치게 핀을 의식하고 있다는 증거이다. 긴장 때문에 팔이 굳어지게 되어 부드러운 스윙을 방해하고 있을 것이다. 또한 볼을 치기도 전에 핀 쪽을 보게 되면서 이른바 헤드업을 하게 되어 임팩트를 소홀히 하고 있다고도 생각할 수 있다.

일단은 클럽 헤드를 지면에 붙이지 말고 클럽을 매달고 있는 모양으로 어드레스 해보는 것은 어떨까? 이렇게 하면 볼을 치는 데에 집중할 수 있으며 팔에 융통성이 생겨서 몸 전체를 릴랙스 시킬 수 있게 된다. 팔을 자연스럽게 휘두르며 올바르게 볼을 칠 수 있게 되는 것이다. 짧은 거리로 조절하기 위해 임팩트에서 힘을 빼는 것 역시 더프의 원인이다. 힘을 가감하여 거리를 조절하려다가 임팩트에서 멈추게 되어 볼 뒤쪽의 지면에 박히게 되는 경우도 있다.

아무리 짧은 거리라고 해도 볼은 확실하게 치지 않으면 안 된다. 거리를 맞추는 것은 임팩트에서의 힘의 조절이 아니라 백스윙의 크기에 의한 것이다.

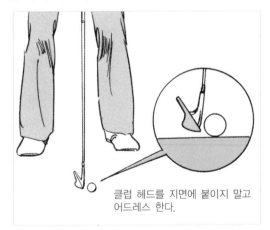

클럽 헤드를 지면에 붙이지 말고 어드레스 한다.

임팩트를 할 때 힘을 빼고 거리를 조절하려고 해서는 안 된다

백스윙으로 거리를 결정한다.

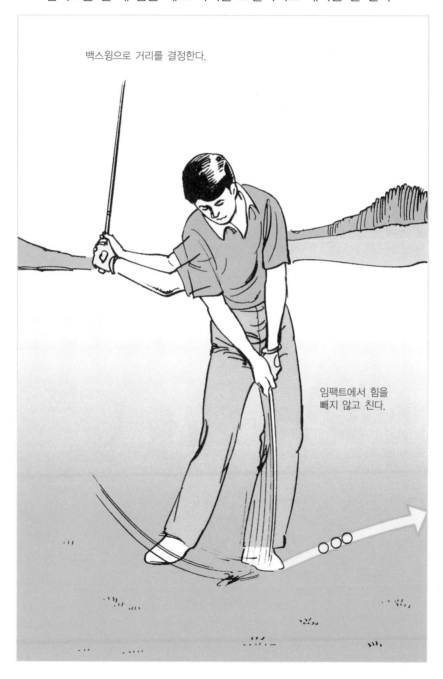

임팩트에서 힘을
빼지 않고 친다.

30 피치 샷에서 톱 볼이 된다

그린 바로 앞쪽에 벙커가 떡하니 자리를 잡고 있으니 자신 있는 러닝 어프로치는 불가능하다. 어쩔 수 없이 볼을 높이 올려서 그린에 올려놓으려고 하지만 피치 샷을 하면 웬지 모르게 톱 볼이 되어 버린다. 결국 벙커에 들어가거나 해서 스코어를 망치게 되기 일쑤인데, 톱을 방지하는 방법은 없을까?

눈앞에 벙커가 있으면 부담이 되어 볼을 올려 보내고자 하는 의식이 강해지면서 손으로 볼을 떠올려 보내지고 싶어진다. 이렇게 되면 볼의 위쪽 부분을 치는 톱을 하게 되기가 쉽다. 그밖에 긴장을 하여 몸이 굳은 상태라서 톱 볼을 하게 되는 경우도 있으므로 주의해야 한다.

피치 샷은 허리를 낮춘 채 팔과 손은 그다지 사용하지 않고 스윙을 한다. 이 때 중요한 것은 무릎이다. 어드레스에서는 양 무릎을 가볍게 구부리고 릴랙스 된 느낌으로 서서 구부린 무릎 자세를 끝까지 유지하는 것이 중요하다.

볼을 친 다음에도 그 상태를 그대로 유지하는 것이 좋다. 어드레스 상태에서는 정확하게 볼을 치는 자세가 되어 있었는데 무릎을 펴게 되면 그대로 몸 전체까지 펴지게 되어 그만큼 클럽도 올라가고 볼의 위쪽을 치거나 스치면서 톱 볼을 만들게 된다.

볼을 떠올리지 말고 무릎을 구부린 채, 허리를 회전시키면서 어드레스 상태 그대로 직접 볼을 치는 느낌으로 스윙을 한다. 폴로는 목표를 향하여 곧게 하되 크게 할 필요는 없다.

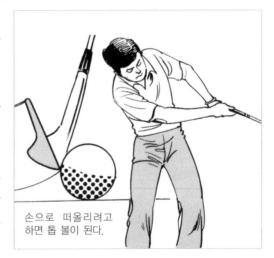

손으로 떠올리려고 하면 톱 볼이 된다.

볼을 떠올리려고 하지 말고 무릎을 구부린 상태로 친다

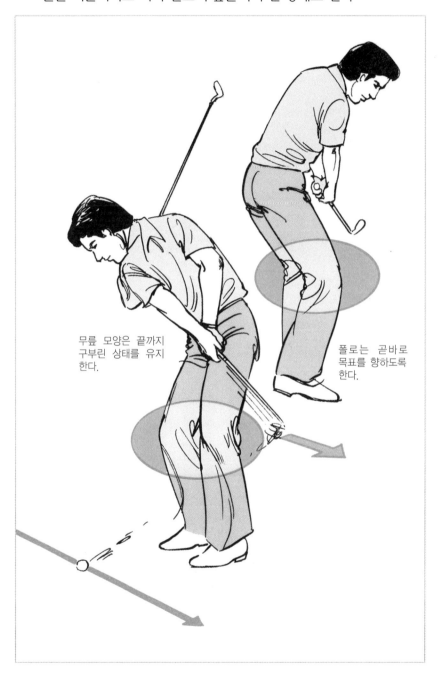

무릎 모양은 끝까지
구부린 상태를 유지
한다.

폴로는 곧바로
목표를 향하도록
한다.

31 러닝에서 톱이나 더프가 발생한다

그린 주변에서의 어프로치, 컵까지의 거리는 15야드 넘었다. 러닝으로 1퍼터에 공략하려 했지만, 더프를 하거나 톱을 하는 등 생각대로 되지 않는 경우가 많다. 비교적 간단한 샷이라고 생각되는데 어째서 이런 단순한 실수들을 범하게 되는 것일까?

그린 근처에서 실수를 하는 원인은 대부분 헤드업이라고 해도 과언이 아니다. 가장 초보적인 실수이지만 그린에 가까워지면 질수록 의외로 이런 실수가 많아진다. 그린의 바로 옆에 있기 때문에 그 결과를 바로 확인할 수 있다 보니 볼을 치기도 전에 머리를 들어서 보고 싶어지는 것이다. 이런 동작이 몸을 일으키거나 흔들리게 하여 톱이나 더프를 유발한다.

볼을 굴리는 칩은 무게를 왼발에 싣고, 팔을 위주로 하여 퍼팅을 해야 한다. 그런 후 비구선에 따라서 테이크백 하여 목표 방향으로 클럽을 곧장 보내는 것이 요령인데, 테이크백에서 손목을 콕 상태로 만들거나 체중을 오른쪽 사이드로 옮기려고 하면 더프나 톱이 만들어진다.

칩샷은 어드레스의 형태를 그대로 유지하고 팔과 손으로 볼을 움직이는 것이 철칙이다. 사소한 것이더라도 불안정한 움직임이 생기게 되면 치명적인 실수가 유발된다. 라이만 좋으면 퍼터로 과감히 굴러가게 하는 것도 실수가 잦은 사람에게는 하나의 방법이 될 것이다.

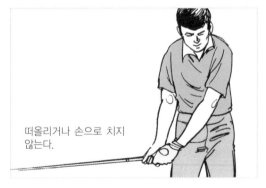

떠올리거나 손으로 치지 않는다.

체중을 왼발에 실어서 팔과 손으로만 퍼팅하는 느낌으로 친다

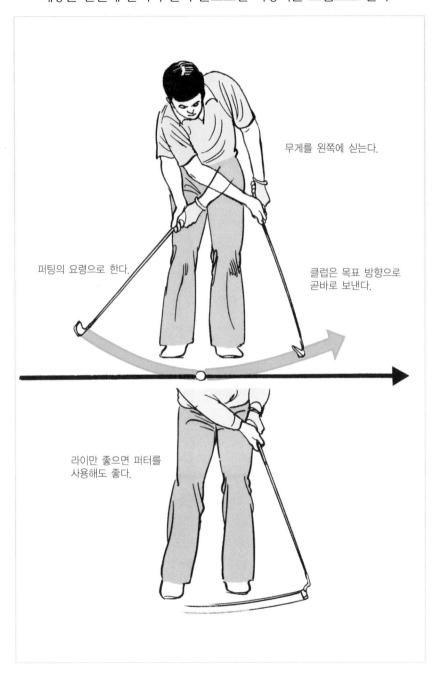

무게를 왼쪽에 싣는다.

퍼팅의 요령으로 한다.

클럽은 목표 방향으로
곧바로 보낸다.

라이만 좋으면 퍼터를
사용해도 좋다.

32 러프에서의 올바른 샷

거의 겨눈 대로 날아가다가 아주 조금 빗겨나는 바람에 페어웨이 옆의 러프로 빠져 버렸다. 페어웨이에 가까운 러프는 페어웨이와 별다르지 않을 것이라 생각되는데, 무슨 이유인지 미스 샷을 하게 되어 스코어를 망치게 되는 경우가 많다. 역시 페어웨이와는 다른 샷을 해야 하는 것인가?

페어웨이의 잔디와 1~2cm 정도밖에 차이나지 않는 얕은 러프라고 해도, 이곳 러프 잔디의 저항력은 상상 이상으로 강하다는 것을 알아두어야 한다. 특히 여름철 러프는 무서울 정도로 강인해서 상당한 파워를 가지고 스윙을 하더라도 볼을 깨끗이 처리하는 것이 쉽지 않다. 페어웨이에서는 조금 더프를 하더라도 어떻게든 볼을 잡을 수 있지만 러프에서는 약간의 더프도 허용되지 않는다. 목표 거리의 절반도 나가지 않거나, 절반은 커녕 살짝 구르는 정도에서 멈춰 버리기도 한다.

러프에 조금이라도 볼이 가라앉아 있는 경우에는 가능한 볼을 깨끗하게 치도록 한다. 그러기 위해서는 더욱 다운 블로로 칠 필요가 있다. 볼의 측면에서 클럽 헤드가 들어가면 잔디의 저항을 받아서 볼과 클럽 사이에 잔디가

들어가 올바른 스핀이 걸리지 않거나 톱이 되어 버린다.

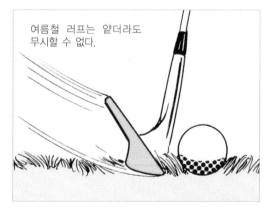

여름철 러프는 얕더라도 무시할 수 없다.

다소 그립을 세게 쥐고 스탠스도 조금 넓게 벌려서 볼을 둘로 쪼개는 듯한 느낌으로 볼을 직접 치도록 한다. 이것이 러프에서 샷을 하는 원칙이다.

●●●볼을 둘로 쪼갤 듯이 직접 볼을 친다

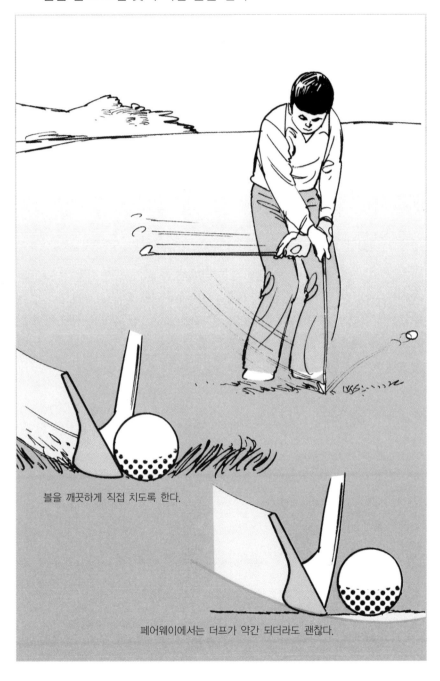

볼을 깨끗하게 직접 치도록 한다.

페어웨이에서는 더프가 약간 되더라도 괜찮다.

33 러프에서 그린을 공략한다

스코어를 좋게 하기 위해서라도 러프에서 직접 그린을 공략하고 싶다. 그런데 러프에서 그린을 겨누고 샷을 해도 평상시 샷보다 짧거나, 어떤 때에는 그린을 넘겨 버리기도 하여 거리를 맞추는 것이 매우 어렵게 느껴진다. 어떻게 계산하면 딱 맞아 떨어지게 할 수 있을까?

러프의 상태, 그린 주변의 상황, 그린의 상태 등 다양한 점들을 고려하여 결정해야 하므로 대단히 어려운 문제이다. 게다가 샷에서 미묘한 차이만 생겨도 결과가 달라질 수 있으므로 정상급 프로들도 고민하게 만드는 문제라고 할 수 있다.

러프에서의 샷은 페어웨이에서의 샷과 비교해 볼 때 백스핀이 잘 걸리지 않는다. 그 이유는 클럽과 볼 사이에 잔디가 끼어들게 되어 직접적으로 그린을 공략하더라도 예상한 것보다 클럽이 훨씬 튕기거나 볼이 굴러가기 때문이다. 볼을 제대로 쳤다고 생각해도 그린 뒤쪽까지 넘어가 버리는 경우가 많다. 따라서 설령 거리가 짧더라도 그린 앞쪽에서 멈추게 하는 것이 다음 샷의 난이도를 생각해 볼 때 상책이라고 할 수 있다.

러프에서는 그린을 직접 공략하려고 하기보다 그린 앞쪽까지의 거리에 맞추도록 한다. 로프트가 커지면 커질수록 러프에서 치기 가까우므로 미스 샷을 방지할 수 있는 확률도 높아진다.

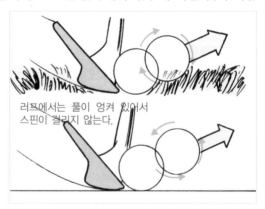

러프에서는 풀이 엉켜 있어서 스핀이 걸리지 않는다.

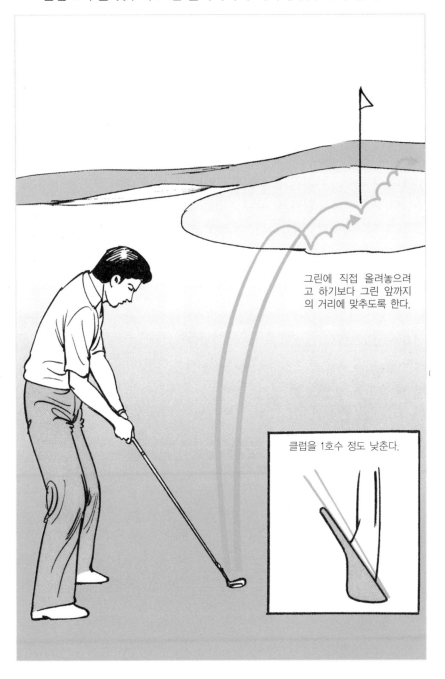

● ● ● 클럽 호수를 낮추어 그린 앞쪽까지의 거리에 맞추도록 한다

그린에 직접 올려놓으려고 하기보다 그린 앞까지의 거리에 맞추도록 한다.

클럽을 1호수 정도 낮춘다.

34 베어 그라운드에서 그린을 공략한다

제2타 지점으로 가보았더니 샌디가 거의 없고 완전히 맨 바닥을 드러낸 상태였다. 그린까지의 거리는 100야드가 조금 못 된다. 이 지점에서 그린을 공략하고자 하는데 볼을 어떻게 치면 좋을까? 예전에도 이런 경우에 미스 샷을 해서 볼이 살짝 굴러가 버린 적이 있다. 어떻게 치는 것이 가장 최선일까?

볼을 높이 올려서 그린을 공략하는 것은 불가능하다. 웨지를 사용하더라도 단단한 땅을 파내서 클럽의 로프트 대로 타구를 치는 것은 무리다. 볼의 바로 아래쪽으로 들어가려고 해도 더프나 톱을 하리라는 것이 눈에 훤히 보인다.

이런 맨땅에서는 탄도가 낮고·많이 굴러가는 타구로 공략하는 것이 좋다. 그린 앞에 벙커나 장애물이 있다면 피하는 것이 현명하다. 장애물이 없고 거리도 괜찮다면 러닝 어프로치도 좋을 것이다. 로프트가 적은 7번 이상의 클럽을 사용한다.

어드레스에서 볼은 오른발에 가깝게 세팅하고 그립 위치는 왼쪽에 가깝게 한다. 즉, 핸드 퍼스트 어드레스 형태 그대로 임팩트까지 가지고 가는 것이다. 백스윙은 작게 하여 볼을 그린으로 보내는 것이기 때문에, 손목을 구부리거나 체중을 필요 이상으로 이동시키는 것은 피하도록 한다.

설령 거리가 있다고 하더라도 톱스윙은 허리 위로 손이 올라가지 않는 정도로 하여, 목표를 향해 낮고 길게 폴로를 하는 기분으로 쳐 낸다.

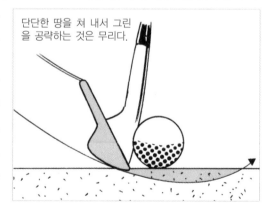

단단한 땅을 쳐 내서 그린을 공략하는 것은 무리다.

••• 로프트가 적은 7번 이상의 클럽을 사용해 낮은 탄도로 공략한다

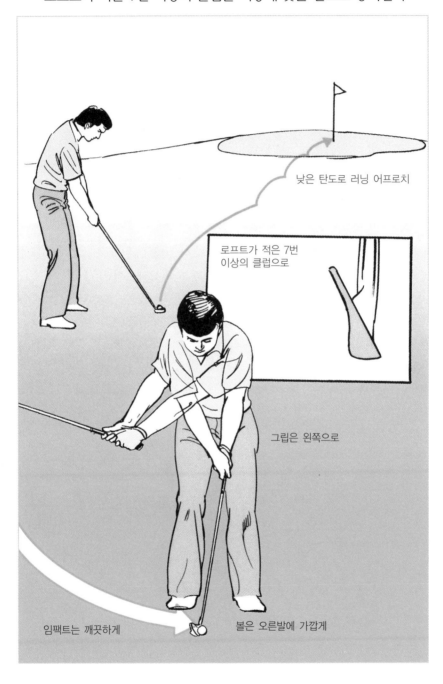

낮은 탄도로 러닝 어프로치

로프트가 적은 7번
이상의 클럽으로

그립은 왼쪽으로

임팩트는 깨끗하게

볼은 오른발에 가깝게

35 러닝 어프로치가 좌우로 흔들린다

최상의 위치에 볼이 있어서 러닝 어프로치로 1퍼트 내에 볼을 보내려고 샷을 했는데 잘 되지 않는다. 거리는 맞아도 왼쪽으로 가거나 오른쪽으로 크게 벗어나서 방향이 일정하지 않다. 퍼팅을 할 때는 많이 흔들리지 않는데도 6번에서 7번으로 러닝 어프로치를 하면 방향이 거의 맞지 않는다.

오른쪽 겨드랑이를 조이지 않는 것이 방향을 어긋나게 하는 원인이다. 러닝 어프로치에서는 어드레스에서 조이고 있던 오른쪽 겨드랑이를 절대로 풀지 않는 것이 철칙이다. 테이크백에서 오른쪽 겨드랑이가 열리면 앞쪽에 걸리게 되어 컷으로 치게 되거나 하여 임팩트가 어긋나게 된다.

어깨를 밑변으로 하여 양팔로 삼각형 형태의 어드레스를 만든 후, 끝까지 이 자세를 유지하며 치는 것이 중요하다. 오른쪽 어깨가 열리면 이 삼각형이 무너지고 어깨를 깊게 밀어 넣거나 상체를 많이 움직이게 되기도 한다.

테이크백을 인사이드나 아웃사이드로 당기는 것도 올바른 타구를 막는다. 이 샷은 작기 때문에 평상시처럼 크게 할 필요가 없다. 클럽을 비구선에 따라 곧게 후방으로 당겨서 그대로 임팩트하여 비구선 방향으로 내보내는 느낌이 되도록 한다.

샷의 모든 궤도가 비구선에 따라서 이루어지도록 하는 것이 중요하다. 거리가 있을 때에는 무릎도 비구선 방향으로 균형을 잡아서 보낸다. 정확성을 중시하는 샷이므로 클럽을 짧게 잡는 것도 잊지 않도록 한다.

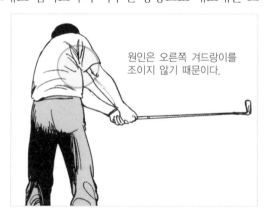

원인은 오른쪽 겨드랑이를 조이지 않기 때문이다.

오른쪽 겨드랑이를 조이고 목표 방향을 향하여 곧게 휘두른다

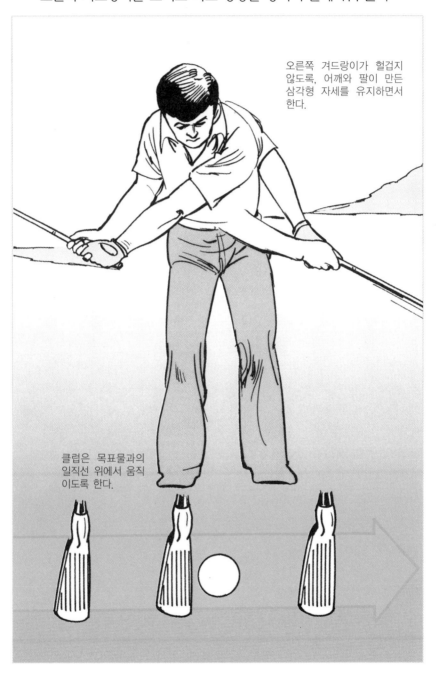

오른쪽 겨드랑이가 헐겁지 않도록, 어깨와 팔이 만든 삼각형 자세를 유지하면서 한다.

클럽은 목표물과의 일직선 위에서 움직이도록 한다.

36 그린 뒤쪽이나 사이드에서 심하게 더프된다

미스 샷을 해서 그린 뒤쪽으로 넘어가거나 그린 주변으로 가면 러프도 의외로 깊고 라이도 일정하지 않다. 웨지로 볼을 올리려고 하는데 더프가 되는 경우도 많고 심할 때에는 볼이 잘못 맞아서 10cm 밖에 움직이지 않을 때도 있다. 반대로 톱이 나오는 경우도 있는데 좋은 해결 방법이 없을까?

그린 뒤쪽에 있는 러프는 다른 곳보다 깊고 잔디 결이 역방향이라 저항이 강하다. 오르막 경사면으로 되어 있는 경우도 있어서 이곳에서 더프를 잘못해버리면 클럽이 완전히 바닥에 박혀 버리는 경우도 종종 있다. 클럽에 힘을 넣지 않고 휘두르기 때문에 강한 저항에 부딪치게 되는 것이다. 또한 볼을 떠올리려고 하는 움직임 때문에 반대 결로 되어 있는 잔디에 엉켜서 톱을 하게 되는 경우도 있다.

거리도 얼마 되지 않고 게다가 볼 주변의 저항이 강한 악조건에서는 웬만큼 잘 치지 않으면 만족스러운 결과를 얻을 수가 없다. 그러므로 이러한 장소에서는 탈출을 목표로 하여 그린에 올려놓는 것만을 생각하도록 한다.

역방향으로 되어 있는 잔디의 저항을 받지 않도록 왼쪽 그립을 강하게 잡는다. 업라이트로 클럽을 올려서 클럽 헤드의 무게만으로 쳐서 내려오는 느낌으로 다운스윙을 한다. 끝까지 휘두르려고 하지 말고 임팩트에서 끝내는 느낌이 되도록 한다. 그리고 양팔은 조금 구부린 상태로 이 형태를 끝까지 유지하면서 팔로 휘두르는 암 스윙(arm swing)을 한다.
또는 특수한 샷으로 퍼터 표면을 예각으로 하여 볼을 직접적으로 세게 내리치는 방법도 있다.

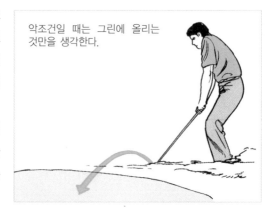

악조건일 때는 그린에 올리는 것만을 생각한다.

그립을 세게 쥐고 임팩트에서 끝내는 느낌으로 친다

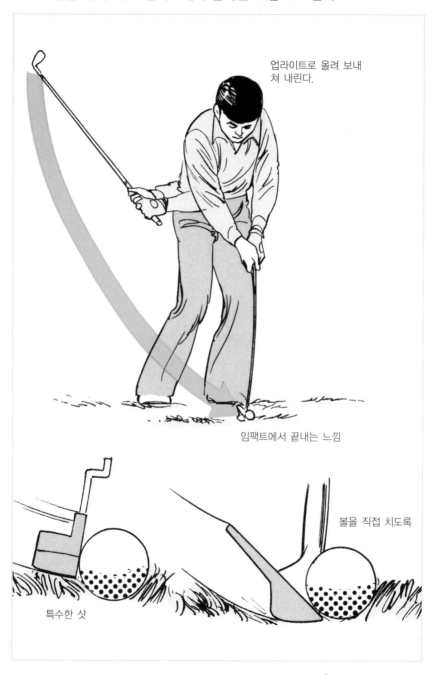

업라이트로 올려 보내
쳐 내린다.

임팩트에서 끝내는 느낌

볼을 직접 치도록

특수한 샷

37 오르막 그린에서의 샷

오르막 그린에서 핀의 바닥이 보이지 않고 깃발만 보일 때 볼을 치면 대부분 짧은 느낌이 된다. 예컨대 거리는 분명 120야드라고 잘 알고 있어도 가끔은 20야드나 짧게 쳐버리는 경우도 있을 것이다. 아예 넉넉한 느낌으로 치면 좋을까 해서 그렇게 하면 너무 날아가게 되기도 하는데, 어떻게 대처하면 좋을까?

거리를 측정하는 방법에 오차가 있는 것은 아닐까? 오르막 그린인데도 평면 거리로 착각하고 있는 것은 아닌지. 오르막 그린에서는 올라간 만큼 볼의 비거리가 훨씬 짧아진다. 즉, 평평한 페어웨이에서는 볼이 포물선을 그리며 날아가지만, 오르막 그린에서는 포물선을 그리면서 날아가는 도중에 땅에 닿아 멈추게 되는 것이다. 게다가 오르막 그린은 볼이 런이 되는 것을 막기 때문에 상상 이상으로 비거리가 줄어들게 된다.

경사 정도에 따라서 다르겠지만, 때에 따라서는 2호수 위의 클럽을 사용해야 하는 경우도 있다. 120야드 거리가 일반적으로 8번이라면 7~6번 정도로 칠 필요가 생기게 된다. 높은 구질을 가진 사람은 차이가 적지만, 낮은 구질의 사람은 차이가 크게 나므로 그만큼 큰 클럽을 사용하는 것이 좋을 것이다.

또한 웨지로 칠 정도의 거리에서 깃발이 보일 때는 그린 가장자리에서 깃발까지의 거리를 계산하는 것보다 직접 깃발 끝에 볼을 떨어뜨리는 정도의 감각으로 치는 것이 효과적이다.

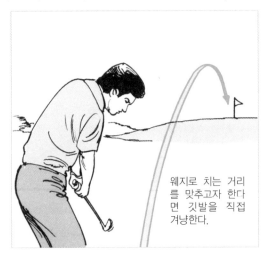

웨지로 치는 거리를 맞추고자 한다면 깃발을 직접 겨냥한다.

●●● 낮은 구질은 어느 정도 비거리가 감소한다

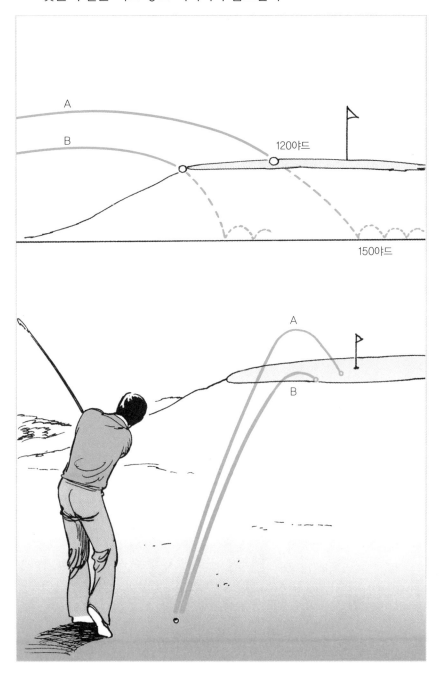

38 뒤에서 바람이 불 때의 어프로치 방법

뒤에서 불어오는 바람 덕에 드라이버로 볼을 단숨에 날려 좋은 위치까지 오게 되었다. 그린까지의 거리는 짧고 직접 그린 온을 공략할 수 있는 상황이다. 그런데 바람 탓인지 이 짧은 어프로치 샷에서 실수를 하는 경우가 많다. 가볍게 친 것 같은데도 그린을 오버 해버리거나 좌우로 흔들리게 된다.

상급자일수록 뒤에서 바람이 강하게 불 때 어프로치 샷을 어렵게 느낀다. 바람의 영향으로 볼의 흐름이 흐트러져서 거리에 미묘한 차이가 생기고, 볼이 나아가는 방향과 런을 계산하기가 어렵기 때문이다.

높이 올라간 볼은 바람에 날려서 예상보다 더 날아가고, 게다가 백스핀이 풀려서 그린에 직접 떨어진 후에 런이 많이 나오는 볼이 된다.

이것을 고려하여 일반적인 클럽보다 1~2번 정도 작은 클럽으로 치는 것도 좋지만, 쇼트 어프로치의 경우에는 그 이하의 클럽이 없으므로 스윙을 컨트롤 하지 않으면 안 된다. 예컨대 웨지로 깃발을 직접 겨누는 것은 무리이다.

상당히 오버되는 런이 되기 때문이다.

쇼트 어프로치로는 높이 올리는 볼보다 낮은 볼로 치는 게 낫다고 할 수 있다. 에이프론이 넓으면 러닝 어프로치도 좋을 것이다. 웨지 샷이라면 볼을 오른쪽 사이드로, 이른바 핸드 퍼스트로 하여 테이크백을 작게 하고 목표를 향해 곧게 쳐 내도록 한다.

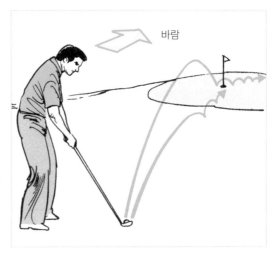

바람

••• 뒤에서 바람이 불 때,
백스핀이 제거된 런이 나올 것을 계산한다

Part 02

아이언 발전편

01 벙커에 대한 공포에서 탈출하고 싶다

벙커 샷만 잘할 수 있다면 스코어도 많이 향상될 수 있다. 벙커에서 샷을 깨끗하게 하고 싶은데 톱을 했나 싶으면 더프가 된다. 그렇지 않을 때는 홈런을 하고 벙커 안에서 왕복을 한다. 도대체 벙커에서는 왜 그렇게 약한지 모르겠다.

벙커에 대한 공포심을 가지고 있기 때문인 것 같다. 벙커 샷은 잘 익혀두면 오히려 편한 샷이다. 참담한 결과를 맞이하게 될까봐 어렵게만 느끼기 쉬운데 벙커 전용 클럽도 있으므로 클럽 선택에 대한 고민을 덜 수 있다. 기본 요령만 확실히 익혀두면 다른 샷보다 쉽게 느껴질 수 있을 것이다.

샷 자체는 다른 어프로치 샷과 그다지 다르지 않다. 평범한 볼의 라이라면 약간 오픈 스탠스로 어드레스 한다. 바닥이 부드러우므로 발은 모래에 파묻힐 정도로 고정시킨다.

볼의 위치는 왼발 뒤꿈치 선상에 오도록 한다. 클럽 페이스는 열어서 어드레스 하고 임팩트까지 이 상태를 유지하는 것이 중요하다. 테이크백은 양손과 양 어깨가 리드하여 클럽을 올리고 다운스윙에서는 양 무릎을 정지시키는 느낌으로 클럽 헤드를 볼의 2cm 정도 뒤쪽 모래와 부딪치도록 한다.

또한 몸이 위아래로 움직이지 않아야 한다. 모래 저항력을 받지 않도록 하기 위해 왼팔은 임팩트까지 곧게 펴는 것이 중요하다. 힘도 60% 정도로 충분하며, 헤드의 무게와 페이스를 여는 것으로 자연스럽게 벙커에서 탈출할 수 있다.

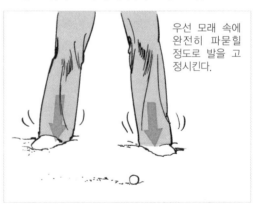

우선 모래 속에 완전히 파묻힐 정도로 발을 고정시킨다.

●●● 벙커 샷은 요령을 익혀두면 오히려 편한 샷이다

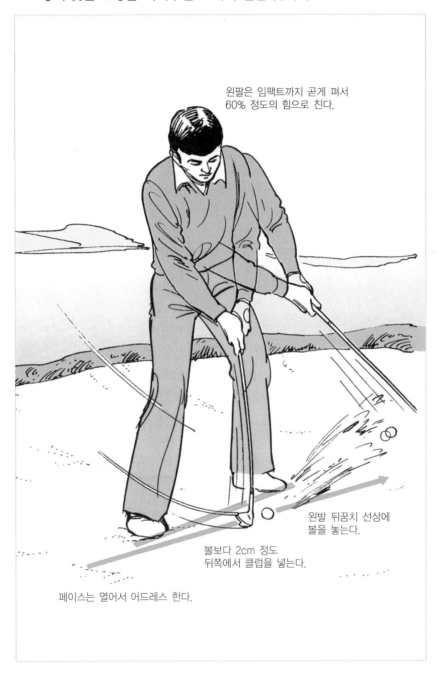

왼팔은 임팩트까지 곧게 펴서
60% 정도의 힘으로 친다.

왼발 뒤꿈치 선상에
볼을 놓는다.

볼보다 2cm 정도
뒤쪽에서 클럽을 넣는다.

페이스는 열어서 어드레스 한다.

02 벙커에 들어가면 절망적인 상태가 된다

이른바 벙커증후군이라는 것이 계속되고 있다. 벙기를 보는 것만으로도 기분이 나빠지고 게다가 벙커에 빠지면 거의 절망적인 상태가 된다. 이런 기분이 드는 게 한두 번이 아니다 보니 벙커에서 몇 번 치다보면 스코어를 망치기 일쑤이다. 한 번에 깨끗이 쳐 낼 수 없을까?

이것은 심리적인 문제 때문이다. 벙커는 분명히 트러블 샷이긴 하지만 이것 때문에 골프가 복잡해 지기도 하고 재미있어 지기도 하는 것이다. 게다가 기본만 잘 익혀두면 벙커 샷도 절대로 어려운 샷은 아니다.

벙커에 빠졌다고 해서 절망적으로 생각하지 않도록 한다. 스코어를 1타 손해 볼 수도 있겠지만 우선 탈출하는 데에만 집중한다. 잘 치면 1퍼트로 탈출할 수 있다는 가벼운 기분으로 벙커 샷에 임하는 것이 가장 중요하다.

또한 모래의 저항을 너무 심하게 의식하지 않도록 한다. 너무 의식하면 무심코 힘이 많이 들어가게 되어 벙커 스윙이 커지고 힘 있게 스윙을 하려고 하게 되는데, 오히려 벙커 샷에서는 힘을 빼는 것이 중요하다. 팔과 몸에 힘이 들어가면 몸의 축이 움직이게 되고 올바른 포인트로 임팩트 하기가 어려워진다.

페어웨이라면 조금 더프를 하거나 톱을 하더라도 볼이 전방으로 날아가 주지만 벙커에서는 턱에 걸려 버리게 된다. 이것이 공포심을 증폭시키는 것이다. 일단 릴랙스된 상태로 가벼운 마음을 갖도록 해보자.

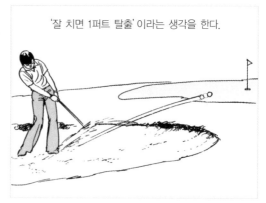

'잘 치면 1퍼트 탈출' 이라는 생각을 한다.

●●● 모래 저항을 의식하지 말고 힘을 빼고 정확하게 쳐 낸다

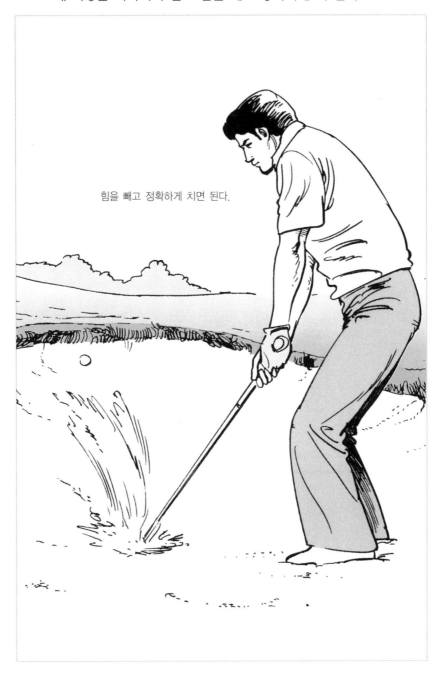

힘을 빼고 정확하게 치면 된다.

03 페어웨이 벙커에서의 샷

벙커 샷에 자신이 없고 특히 페어웨이 사이드에 있는 벙커에서 샷을 할 때는 실수를 하는 경우가 많다. 여러 가지 방법들을 연구해 보지만 톱이나 더프가 잦고, 어떻게 해도 그린에 올려놓는 것이 어렵게 느껴진다. 톱과 더프가 교대로 나타나는 것은 왜일까?

모래 위에 서 있는 발이 흔들리거나 몸의 축이 흔들리거나 둘 중의 하나이다. 페어웨이 벙커에서는 턱의 높이, 그린까지의 거리 등 다양한 상황을 확인해 봐야하지만, 벙커 전방의 턱이 높을 때에는 7번 이하의 로프트가 큰 클럽을 선택한다. 그리고 비거리보다는 확실한 장소로 탈출시키는 것을 목표로 한다. 이런 경우에는 그린 주변에 있는 벙커와 다를 바 없다.

한편 턱이 낮고 거리도 내야 하는 상황이라면 5번이나 4번을 사용할 수도 있다. 로프트가 큰 클럽에 비해서 스윙 자체가 커져서 몸이 움직이게 될 수 있으므로 우선 발을 모랫바닥에 확실하게 고정시키는 것이 중요하다. 이것을 소홀히 하면 바로 톱이나 더프로 이어지게 된다.

또한 스윙 궤도가 흐트러지지 않도록 그립을 하고 있는 손은 가능한 몸과 가깝게 하여 어드레스 한다. 발은 모래 속에 정확하고 깊게 고정시키고, 클럽은 짧게 잡도록 한다. 볼의 위치는 오른쪽에 가깝게 하고(한가운데 정도까지는 괜찮다) 스윙 템포를 천천히 콤팩트 하게 한다. 몸의 축을 움직이지 않도록 하는 것에 주의하며 볼을 치는데, 정확하게 치는 것이 포인트이다. 폴로는 길고 크게 한다.

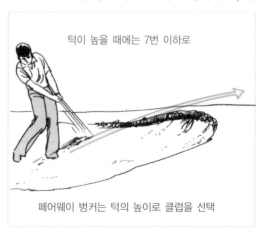

턱이 높을 때에는 7번 이하로

페어웨이 벙커는 턱의 높이로 클럽을 선택

● ● ● 양발을 모래에 묻히게 하고 묻힌 만큼 클럽을 짧게 잡는다

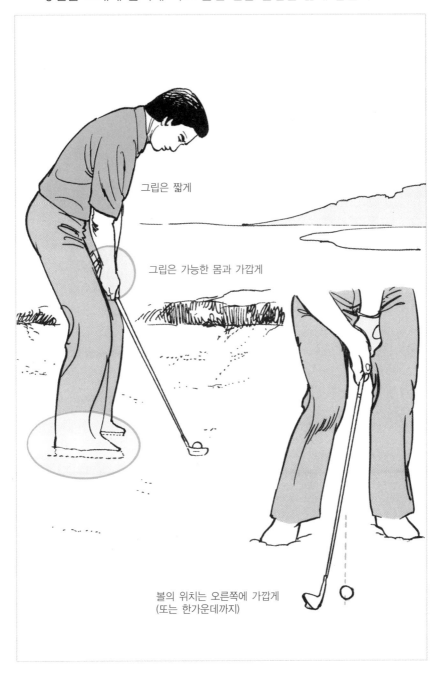

그립은 짧게

그립은 가능한 몸과 가깝게

볼의 위치는 오른쪽에 가깝게
(또는 한가운데까지)

04 오르막 경사에서의 벙커 샷

한번에 그린 온으로 공략하였는데 거리가 약간 짧아 벙커로 빠지고 말았다. 턱이 깊은 벙커인데다 그린 쪽으로 경사면이 있다. 거의 벽을 바라보고 치는 느낌이다. 물론 폴로스루도 할 수 없으며 볼은 에그 프라이 상태로 되어 있다. 어떻게 탈출해야 할까?

트러블 샷이면서도 가장 난이도가 높은 경우이다. 평탄한 경사면에서 왼발이 올라가는 벙커라면 볼에 대해서 평범한 어드레스를 할 수 있지만, 심한 경사 앞에서 볼이 멈춘 경우에는 최대한 볼의 뒤쪽에서 스탠스를 해야 한다. 통상적인 벙커 샷으로는 불가능하다고 할 수 있다.

이럴 때는 어쩔 수 없이 클럽을 과감히 볼과 직각이 될 정도까지 오픈으로 열어주고 가능한 볼의 앞을 쳐 내는 수밖에 없다. 이때 손으로 치는 것이 아니라 오른쪽 겨드랑이를 충분히 밀어 보내는 것이 비결이다. 물론 폴로스루는 할 수 없으므로 볼을 치는 것까지만 한다. 하지만 손으로 클럽을 멈추게 하기보다 허리로 멈추게 하여 치면 볼은 올라가게 된다.

다만 급경사의 벙커에서는 그린 온을 할 수 없는 확률이 60% 정도 된다는 점을 각오해야 한다. 그러므로 오른쪽 사이드가 에이프론이나 비교적 조건이 좋은 페어웨이라면 그린 온으로 공략하지 말고 볼을 보내기 쉬운 곳으로 탈출시키는 것이 좋은 방법이다. 벙커 안으로 다시 굴러 떨어지는 위험을 감수하느니 좋은 조건을 가진 장소로 내보내는 편이 스코어를 줄일 수 있을 것이다.

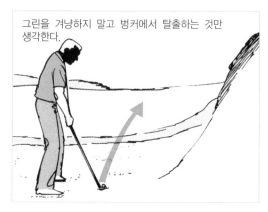

그린을 겨냥하지 말고 벙커에서 탈출하는 것만 생각한다.

●●● 클럽 페이스를 과감히 열어서 볼의 바로 앞을 세게 쳐 낸다

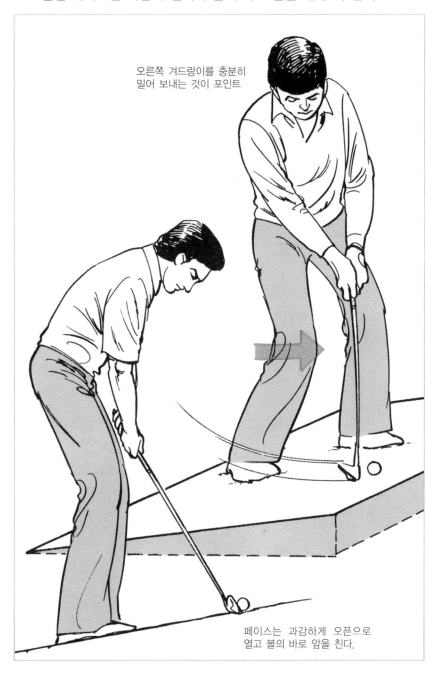

오른쪽 겨드랑이를 충분히
밀어 보내는 것이 포인트

페이스는 과감하게 오픈으로
열고 볼의 바로 앞을 친다.

05 왼발이 올라가는
옆 경사에서의 벙커 샷

평탄한 벙커에서의 샷은 비교적 걱정이 덜되지만 조금이라도 경사가 있으면 어떻게 해야 할지 망설이게 된다. 왼발이 올라가게 되는 경사에서의 벙커 샷은 클럽이 모래에 완전히 박혀버려서 잘 치지 못하는 경우가 많아 특히 어렵게 느껴진다.

가장 중요한 것은 체중을 싣는 방법이다. 왼발이 높이 올라가 있는 상태이므로 몸의 균형을 유지하기 위해서 오른발에 체중을 싣는다. 그리고 스탠스 했을 때 경사면에 직각으로 설 수 있도록 한다. 왼쪽으로 기울어 있으면 클럽을 칠 수 없게 되고, 오른쪽으로 너무 기울이면 톱을 하게 되는 수가 있다.

테이크백은 팔을 중심으로 평탄한 느낌으로 올린다. 다운스윙도 일반적인 벙커 샷보다 팔이 중심이 되도록 한다. 허리나 무릎을 사용하면 왼쪽 사이드로 체중이 옮겨져 클럽 헤드를 깊게 쳐 내게 되어 실패한다. 스윙 중에는 계속해서 오른발에 체중을 남겨놓은 상태가 되도록 하는 것이 요령이다.

경사면에 대해서 항상 평행하게 스탠스 하는 것 또한 주의해야 한다. 전방이 오르막이기 때문에 어떻게 해도 클럽 헤드를 집어넣는 느낌으로 끝나버리기 쉬운데, 경사면에 대해서 직각으로 서면 이런 느낌을 없애주고 아주 약간 쳐서 올리는 느낌으로도 일반적인 벙커 샷을 하듯이 칠 수 있게 된다.

볼이 이런 경사면 벙커에 있을 때에는 봄의 균형을 끝까지 유지하면서 샷을 하는 것이 중요하다.

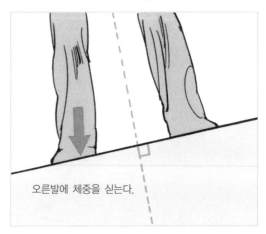

오른발에 체중을 싣는다.

●●● 오른발에 체중을 남기고 팔 중심으로 스윙을 한다

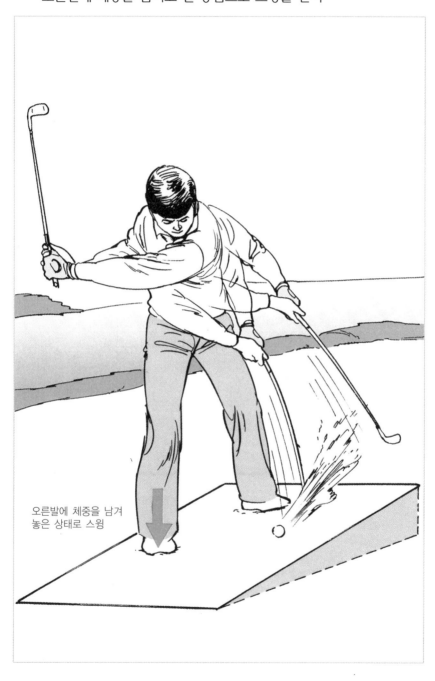

오른발에 체중을 남겨
놓은 상태로 스윙

06 왼발이 내려가는 옆 경사에서의 벙커 샷

넓고 깊은 벙커에서는 가끔 벙커에 빠지자마자 볼이 멈추는 경우가 있다. 즉, 경사면 위 왼발이 밑으로 내려가는 옆 경사면 같은 벙커에서이다. 일반적인 페어웨이에서도 내리막에서의 샷은 어려워서 실패하는 경우가 많다. 그런데 벙커에서라면 더욱 절망적으로 느껴지게 된다.

실력이 있는 사람들에게도 상당히 까다로운 샷이 요구되는 경우이다. 이런 상황을 마주하게 되었을 때에는 욕심내지 말고, 벙커에서 탈출하는 것만으로도 좋다고 생각하지 않으면 안 된다.

그러나 치는 방법만 익혀두면 생각보다 힘들이지 않고 탈출하는 것이 가능하다. 우선 왼발이 올라가는 옆 경사면에서와 마찬가지로 몸의 균형을 유지하는 것을 염두에 두고 스탠스를 정확하게 한다. 체중은 왼발에 싣고 스윙하는 동안 이 상태를 유지하며 몸을 움직이지 않도록 한다.

왼발이 올라가는 옆 경사와 마찬가지로 경사면에 직각으로 선다. 오른쪽으로 기울어지게 서면 테이크백을 할 때에 클럽 헤드가 사면에 닿아 페널티를 받을 위험도 있으며, 평면 감각도 없어져서 스윙이 어려워진다.

클럽은 업라이트로 당겨서 올리는데, 몸은 가능한 움직이지 않도록 하고 손목을 충분히 사용하여야 한다. 동시에 오른무릎과 오른쪽 어깨를 넣어서 스윙을 하되 곧바로 클럽 헤드를 휘둘러서 빼지 않도록 한다. 폴로 스루는 경사면에 따라서 한다.

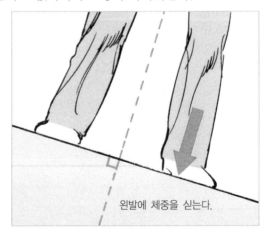

왼발에 체중을 싣는다.

●●● 왼발에 계속 체중을 실은 상태로 경사면에 따라 폴로스루 한다

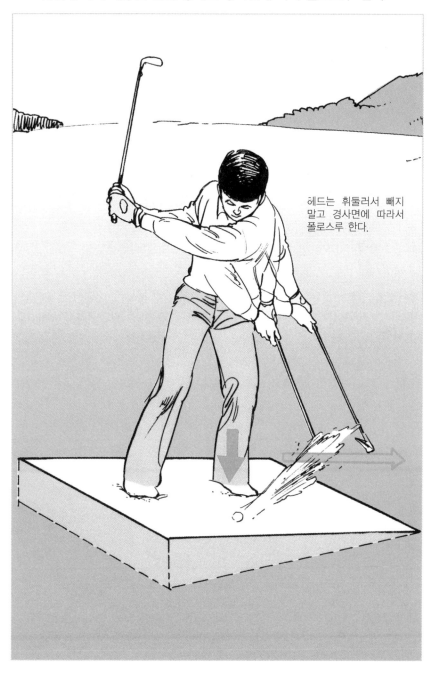

헤드는 휘둘러서 빼지
말고 경사면에 따라서
폴로스루 한다.

07 모래가 얕은 벙커에서의 샷

운이 없게도 벙커에 볼이 갇혀 버렸다. 그런데 이 벙커는 모래양도 석고 선체석으로 모래가 얇게 깔려있는 정도여서 볼은 모래 위에 떠 있는 상태이다. 나쁘지 않은 조건이라고 생각하고 샷을 했는데 의외로 클럽이 튕겨져서 볼의 머리 부분을 쳐버리고 말았다. 결국 톱과 같은 타구가 되고 보니, 모래가 적은 벙커는 오히려 어렵다는 것을 실감하게 되었다.

모래가 얇고 볼이 떠 있을 때의 샷은 쉬워 보이지만 치는 방법을 잘못 선택하면 큰 실수로 이어지게 된다. 이런 경우에 모래가 두꺼운 벙커와 똑같은 스윙을 하면 톱을 할 우려가 있다. 모래가 얇고 그 바로 아래 부분은 단단한 맨땅의 상태로 되어 있기 때문에 샌드 웨지 솔의 불룩한 부분이 볼을 칠 때 방해가 된다. 즉, 이 불룩한 부분이 땅에 부딪쳐 튕겨져서 바운드 되어 볼의 위쪽을 클럽 에지가 스치고 지나가거나 볼에 직접 부딪치거나 하는 것이다. 이렇게 모래가 얇은 벙커에서는 샌드 웨지보다도 바닥 부분이 얇은 피칭 웨지, 또는 9번 아이언이 효과적이다. 페이스는 스퀘어로 하고 오픈 스탠스로 어드레스 하여 오른무릎을 조이며 높은 테이크백에서 다운 블로로 스윙하는 것은 동일하지만, 모래가 두꺼운 벙커보다도 볼에 가까운 곳에서 깎아내

는 느낌으로 볼의 뒤쪽 2cm 이내, 때에 따라서는 직접적으로 볼의 아래쪽을 치도록 한다. 이런 타구는 백스핀이 걸리기 쉽기 때문에 거리감을 생각하여 샷을 해야 한다.

비가 온 후의 벙커 모래 역시 저항력을 가지고 있으므로 이와 같은 방법을 응용하는 것이 좋을 것이다.

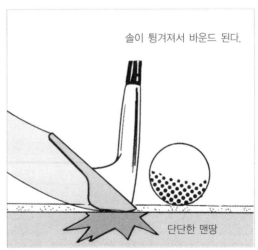

솔이 튕겨져서 바운드 된다.

단단한 맨땅

모래가 적은 벙커에서는 피칭 웨지를 사용한다

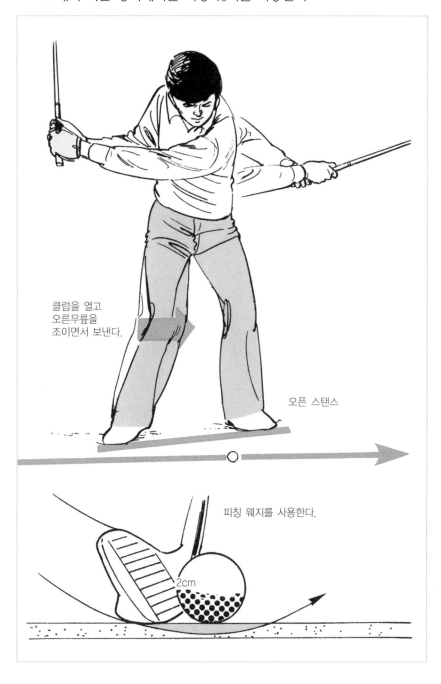

클럽을 열고
오른무릎을
조이면서 보낸다.

오픈 스탠스

피칭 웨지를 사용한다.

2cm

08 '에그 프라이' 벙커 샷

볼이 정확하게 벙커에 묻혀 버렸다. 부드러운 모래 벙커였는데 이른바 '에그 프라이' 상태가 되었다. 그린까지의 거리가 짧아서 과감하게 쳤지만 충분히 날아가지 않는다. 어려운 샷인 줄은 알고 있지만, 깨끗하게 처리할 수 있는 방법이 없을까?

부드러운 모래로 되어 있는 벙커에서는 일반적인 벙커 샷보다 훨씬 강한 저항을 받게 되므로 그립을 확실하게 쥐지 않으면 안 된다. 힘 있는 스윙을 해야 하므로 스윙 중에 비틀거리지 않도록 양발을 확실하게 모래 속에 고정시키도록 한다.

클럽 헤드는 일반적인 벙커 샷일 때보다 크레타 모양의 바깥쪽에서부터 클럽이 들어오도록 친다. 평상시에는 2~3cm 정도 앞이라면 에그 프라이일 때에는 5~6cm 정도 뒤쪽에서 클럽을 힘차게 집어넣도록 한다. '볼이 모래 속에 파묻혀 있으므로 클럽의 로프트를 예각으로 하여 치기만 하면 된다'고 생각하는 것이 좋다.

모래가 두꺼운 벙커에 예각으로 집어 넣는 것만으로 충분하며 여러 가지 복잡한 생각을 하는 것은 오히려 실수를 유발한다. 모래 저항력의 영향을 받지 않도록 힘 있게 예각으로 치는 것을 염두에 두고 위기를 탈출하도록 한다. 그러나 힘이 필요하다고 해서 오버스윙을 하는 것은 금물이다. 또한 에그 프라이 벙커의 경우, 우선 탈출하는 것이 선결과제이므로, 핀에 가깝게 가져다 대려는 욕심은 버려야 한다.

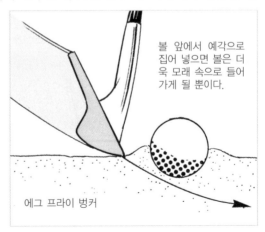

볼 앞에서 예각으로 집어 넣으면 볼은 더욱 모래 속으로 들어가게 될 뿐이다.

에그 프라이 벙커

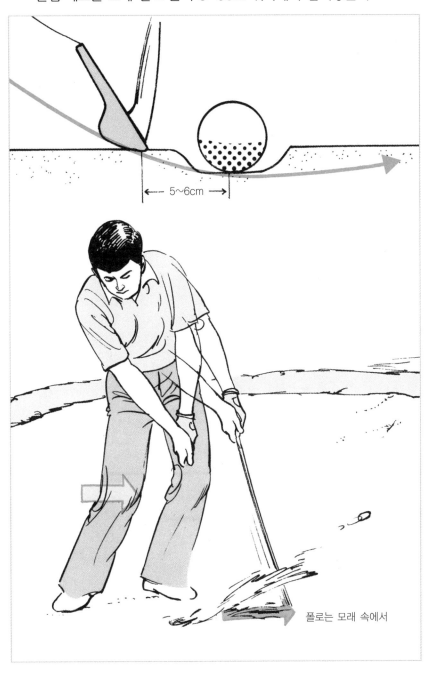

5~6cm

폴로는 모래 속에서

09 턱이 높은 벙커 샷

볼이 그린 앞쪽의 턱이 깊은 벙커에 빠지게 되었다. 무릎 성도의 깊이라면 그래도 탈출시킬 수 있을 것 같은데 이 벙커의 깊이는 사람 키 정도는 되는 것 같다. 이렇게 깊은 벙커에서는 높은 턱까지 볼이 올라가지 않는다. 컵 근처에 보내는 것이 불가능한 이런 경우, 어떻게 샷을 하면 좋을까?

턱이 깊은 벙커에서의 샷은 고난도의 샷 중에서도 어려운 것이라고 할 수 있다. 컵에 가까이 붙여야 한다는 생각은 접어두고 그린까지 올라가기만 하면 된다고 생각해야 할 것이다.

볼이 높이 올라가지 않는 것은 페어웨이와 동일한 스탠스로 치고 있기 때문이다. 우선 스탠스와 클럽을 오픈으로 한다. 벙커에서의 익스플로젼 샷은 말하자면 슬라이스를 치는 스윙을 조금 오버하는 느낌으로 하면 좋다. 즉, 오픈 스탠스에서 아웃사이드 인으로 컷하듯이 볼의 2~3cm 뒤쪽을 치는 것이다.

왼무릎은 릴랙스 시켜서 조금 구부리고 오른무릎은 왼쪽으로 조여서 보내도록 한다. 이 상태를 끝까지 유지하는 것이 철칙이다. 양 무릎이 펴지거나 좌우로 흔들리거나 하면 올바른 타구를 기대할 수 없다.

오버스윙도 금물이다. 업라이트로 올려서 콕을 빠르게 하고 클럽은 최대한 오른쪽 귀 위치까지 오게 한 후에 멈추도록 한다. 그리고 왼무릎과 오른쪽 어깨로 리드하여 클럽 헤드의 무게로 '쿵' 하고 떨어지는 느낌으로 쳐 내면 볼은 충분히 올라가 줄 것이다.

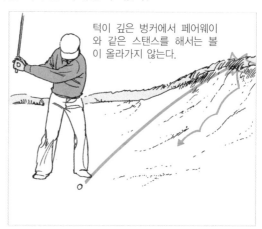

턱이 깊은 벙커에서 페어웨이와 같은 스탠스를 해서는 볼이 올라가지 않는다.

● ● ● 오픈 스탠스를 크게 하고 컷으로 쳐서 높이 띄워 보낸다

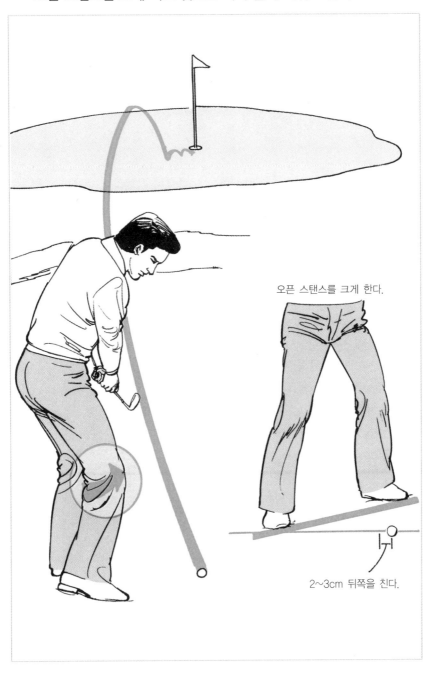

오픈 스탠스를 크게 한다.

2~3cm 뒤쪽을 친다.

10 벙커에서 익스플로젼 이외의 샷

그린 수변의 벙커는 턱도 낮고 그린과 비슷한 수준인 것들노 있다. 그런데 이런 쉬운 벙커에서 샷을 실패하는 경우가 많다. 홈런이 되거나 더프를 해서 컵에 붙이기는 커녕 상황이 점점 악화 되는 것이다. 좋은 방법이 없을까?

쉬운 벙커라고 생각해서 컵에 붙이려고 하다보니 실패하는 경우가 있다. 그러나 원래 벙커 샷이라는 것은 특수한 샷이다. 연습이 부족한 사람들도 많을 것이므로 턱이 낮은 벙커에서는 샌드 웨지로 벙커 샷에 의존하지 말고 9번과 8번, 때에 따라서는 7번 등의 칩샷을 응용하는 것도 생각해 보기 바란다. 그러는 편이 볼을 편하게 컵 쪽으로 가깝게 할 수 있는 경우도 있다.

볼이 떠 있고 턱이 낮은 것을 조건으로 하므로 그린 주변에서 하는 칩샷처럼 모래 위에서 쓸어서 올려 보낸다. 스탠스는 일반적인 칩샷과 같이 좁게 하며 왼발을 조금 올려서 오픈 느낌으로 한다.

다만 일반적인 칩샷과 달리 그립을 너무 왼발에 가깝게 앞으로 내밀지 말고 볼보다 조금만 왼쪽에 가까울 정도로 한다. 그리고 볼 바로 위에서 볼을 보도록 스탠스 하며 양 무릎을 릴랙스 시켜서 조금 구부린다. 양 어깨는 지면과 평행하게 하여 볼을 떠올리는 것을 방지한다.

이런 자세를 무너뜨리지 않도록 하면서 몸과 무릎은 사용하지 않고,

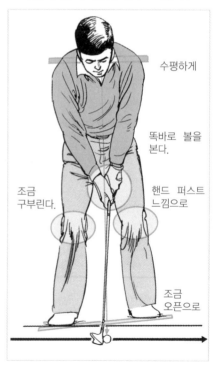

수평하게

똑바로 볼을 본다.

조금 구부린다.

핸드 퍼스트 느낌으로

조금 오픈으로

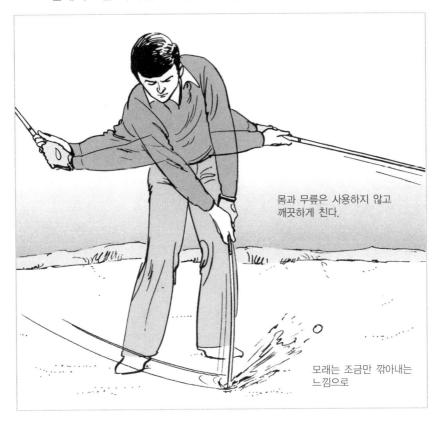

몸과 무릎은 사용하지 않고
깨끗하게 친다.

모래는 조금만 깎아내는
느낌으로

백스윙으로 손목을 빠르게 접어서 그 상태로 볼을 치도록 한다. 물론 볼은 깨끗하게 쳐야 한다. 폴로스루는 거리에 맞추어 어느 정도로 할 것인지를 정하고, 목표물에 대해서 클럽 페이스는 스퀘어 상태가 되어 있도록 한다. 그리고 볼을 친 다음에 모래를 조금만 깎아내도록 하는 것이 비결이다.

벙커의 턱이 그다지 높지 않은 경우에는 퍼터로 굴러가게 하는 것도 방법이 될 수 있으므로 익혀두도록 한다.

11 그린을 공략하는 긴 벙커 샷

그린 바로 옆에 있는 벙커에서라면 어떻게든 볼을 그린에 올려놓을 수가 있다. 그러나 그린까지 50야드 정도 거리가 있는 벙커에서 샷을 할 때는 그 절반의 거리도 나오지 않는 경우가 많다. 이런 벙커에서는 그린 근처에 있는 벙커와는 다른 타구법을 사용해야 하는 것일까?

거리를 내지 않으면 안 되므로 그린 주변에 있는 벙커에서처럼 볼을 가볍게 올려내는 것만으로는 그린에 도달하지 않는다. 8I~PW를 사용하도록 한다. 스탠스는 그린 주변의 벙커일 경우 과감하게 오픈으로 하지만 50야드나 되는 거리가 있을 때에는 페어웨이와 마찬가지로 스퀘어로 한다. 마찬가지로 클럽 페이스도 그린 주변에서 칠 때보다 각도를 만들어 주지 않으면 안 된다.

오른무릎을 왼쪽 사이드로 조인 상태로 어드레스 하여 이 자세를 임팩트까지 움직이지 않도록 하면서 타구하는 것은 그린 주변의 벙커와 다르지 않다. 그러나 스퀘어 스탠스로 서야 하므로 오픈 스탠스일 때처럼 아웃사이드로 테이크백을 하지 못하고 몸의 안쪽으로 당겨서 나가는 스윙을 한다.

몸보다는 팔로 스윙을 하는데, 거리가 없는 경우에는 왼팔을 접고 손목을 사용하지 않으면서 휘둘러 쳐낸다. 반면에 거리가 있는 경우에는 오른손이 왼손 위에 오도록 페어웨이 샷과 동일한 폴로스루를 하면서 과감하게 머리 높이까지 들어올리도록 한다.

모래를 많이 떠내면 거리가 나오지 않게 되므로 얇게 쳐 내야함을 명심한다.

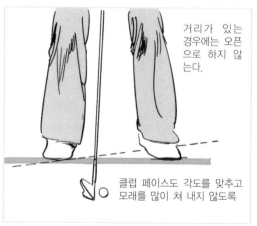

거리가 있는 경우에는 오픈으로 하지 않는다.

클럽 페이스도 각도를 맞추고 모래를 많이 쳐 내지 않도록

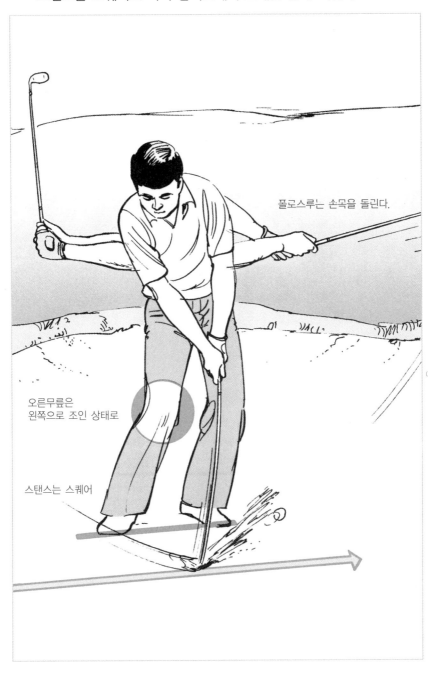

폴로스루는 손목을 돌린다.

오른무릎은
왼쪽으로 조인 상태로

스탠스는 스퀘어

12 벙커에서 퍼터로 쳐도 좋은가?

벙커 샷은 잘 못하는 편이다. 그런데 다행스럽게도 턱이 낮고 그린과 비슷한 정도의 벙커에 빠졌다. 그린까지의 거리도 짧은 편이다. 샌드 웨지로 치면 톱을 하거나 홈런을 할지도 모른다. 이럴 때 퍼터로 쳐보았으면 하는데 괜찮을까? 퍼터로 친다면 어떻게 치는 것이 좋을까?

퍼터는 장애물이 있거나 그린 바깥쪽에서 러닝을 하는 등의 상황에서 실패할 확률이 적어 효과적인 무기가 된다. 벙커에서도 충분히 사용할 수 있다. 그러나 어느 정도로 유리한 조건이 갖추어져 있지 않는 한 그린으로 쉽게 볼을 올려주지 않는다는 점 또한 명심해야 한다. 턱이 없고 잔디 결이 순방향으로 누워 있어야 하며 벙커 안의 라이도 좋아야 하는 등의 조건들이 갖추어져 있지 않으면 퍼터를 사용할 수 없다. 경사가 있어도 벙커와 잔디의 경계가 평탄하면 볼이 올라가 주지만 조금이라도 턱이 있고 잔디가 벙커를 향하여 내려오듯 누워 있는 상태에서는 퍼터를 사용하는 것이 무리다.

이러한 조건이 다 갖추어졌다면 벙커 샷에서 퍼터를 사용해 보기 바란다. 샷은 일반적인 퍼팅과 다름없지만, 벙커 내에서라면 어드레스를 할 때 모래 위에 날을 세우지는 않는다. 따라서 클럽을 조금 늘 어뜨리는 모양으로 타구하지 않으면 안 된다.

급격하게 테이크백을 하여 빨리 쳐 내면 극단적인 톱이 나오기 쉬우므로 테이크백은 천천히 모래밭을 미끄러지게 하면서 조금 과감하게 타구할 필요가 있다.

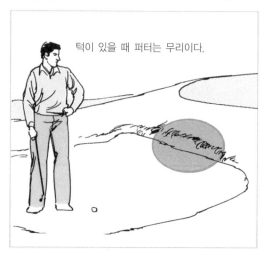

턱이 있을 때 퍼터는 무리이다.

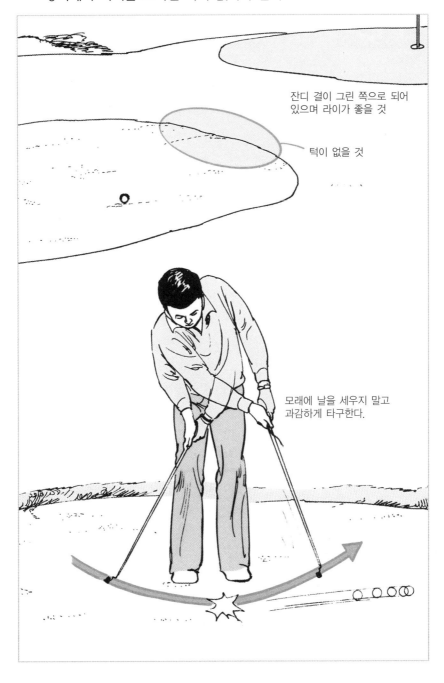

잔디 결이 그린 쪽으로 되어
있으며 라이가 좋을 것

턱이 없을 것

모래에 날을 세우지 말고
과감하게 타구한다.

13 타구가 벙커 가장자리에서 멈추었을 때

페어웨이에서 굴러 내려간 볼이 그린 근처의 벙커로 들어가 버렸다. 게다가 벙커 앞쪽의 가장자리에 닿을 듯 말듯 한 부분에서 볼이 멈추었다. 한쪽 발은 페어웨이에 놓지 않으면 안 되는 위치인데다 턱도 상당히 깊어서 어려운 상황이다. 어떻게 타구하는 것이 좋을까?

트러블 샷의 대표적인 예이다. 가장자리에 닿을 듯 말듯 한 위치로, 왼발을 벙커에 넣지 않으면 칠 수 없다. 그린으로 샷을 하는 것은 포기하고, 오른쪽 사이드나 왼쪽의 에이프론이나 그린에지로 쳐 내는 것이 최선이라고 할 수 있다.

클럽을 집어넣는 정도로 하는데 그래도 그린으로 볼을 올려놓고 싶을 때는 신중하고 과감하게 샷을 하지 않으면 안 된다. 왼발은 벙커 안, 오른발은 벙커 바깥쪽에 놓고 가까스로 스탠스를 할 수 있는 경우, 오른쪽 다리는 접혀서 구부러지게 된다. 이렇게 구부러진 다리는 무릎을 왼쪽으로 넣어 보내는 형태를 취한다. 왼쪽 다리도 조금 구부리기 때문에 벙커의 깊이에 따라서는 오른쪽 다리를 상당히 많이 구부리게 된다. 이런 스탠스의 모양을 끝까지 유지하는 것이 중요하다.

테이크백은 높게, 특히 손목의 콕을 빠르게 해서 급격하게 하도록 한다. 그리고 그 상태로 다시 급하강하는 다운스윙을 하는데 오른손은 가능한 사용하지 말고 왼손으로 클럽의 무게를 이용해야 한다. 스탠스는 범위가 넓어지도록 많이 오픈되어야 한다.

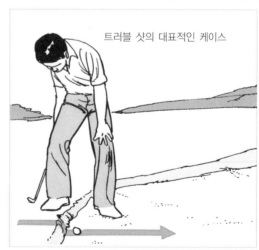

트러블 샷의 대표적인 케이스

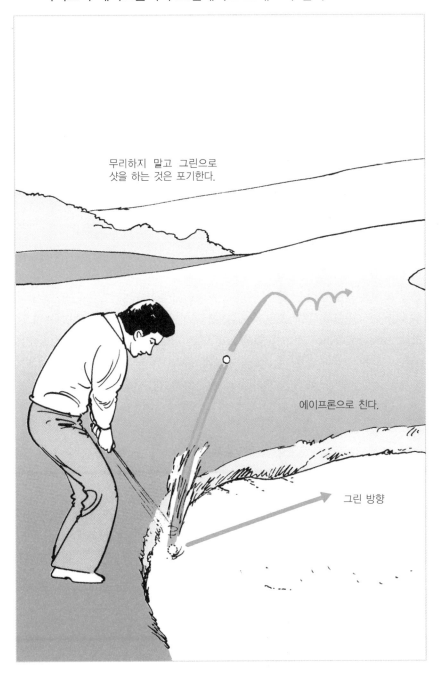

무리하지 말고 그린으로
샷을 하는 것은 포기한다.

에이프론으로 친다.

그린 방향

14 벙커 샷에서 더프가 된다①

벙커에서 샷을 할 때 실패하는 경우가 많다. '벙커 샷은 볼을 직접적으로 치지 말고 볼 뒤쪽의 모래를 폭발시켜서 모래와 함께 볼을 올려 보내라'는 이야기를 의식하고 샷을 하는데도 모래를 너무 많이 쳐서 그런지 볼이 그린에 올라가지지 않는다. 즉, 더프를 해버리는 것이다. 원인은 무엇일까?

벙커에서는 모래와 함께 볼을 치지 않으면 안 된다는 의식이 많이 작용해서 팔에 힘이 너무 들어가게 되는데 초보자들의 대부분이 이런 실수를 범한다. 특히 오른팔에 힘이 들어가기 때문에 자신이 겨눈 임팩트 지점보다도 뒤쪽을 쳐서 더프가 되어 모래 저항의 영향을 받게 된다. 팔에 힘이 들어가면 클럽 헤드가 가지고 있는 파워가 약해진다. 클럽 중에서 가장 무거운 샌드 웨지는 모래를 폭발시키는 힘을 가지고 있다. 일반적인 벙커에서는 이 정도의 무게만으로 볼을 거뜬히 올릴 수 있는데도 힘이 들어가기 때문에 웨지의 파괴력까지 없애버리는 결과를 가져오게 되는 것이다. 그러니 힘을 빼고 클럽 헤드의 무게를 이용해 끝까지 휘두르도록 한다.

클럽을 세게 내리치는 시점에서 샷을 끝내지 말고 폴로스루를 하는 것도 하나의 방법이다. 임팩트에서 스윙을 멈추려고 하면 팔에 힘이 들어가게 되어 목표 지점으로 클럽 헤드가 들어가지 않고 더프를 하는 원인이 된다. 헤드의 무게로 끝까지 휘두르는 것이 벙커 샷의 비결이다. 스웨이도 더프의 원인이 되므로 주의하도록 한다.

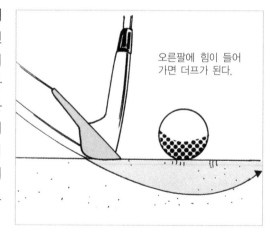

오른팔에 힘이 들어가면 더프가 된다.

팔에서 힘을 빼고 헤드의 무게로 끝까지 휘두르도록 한다

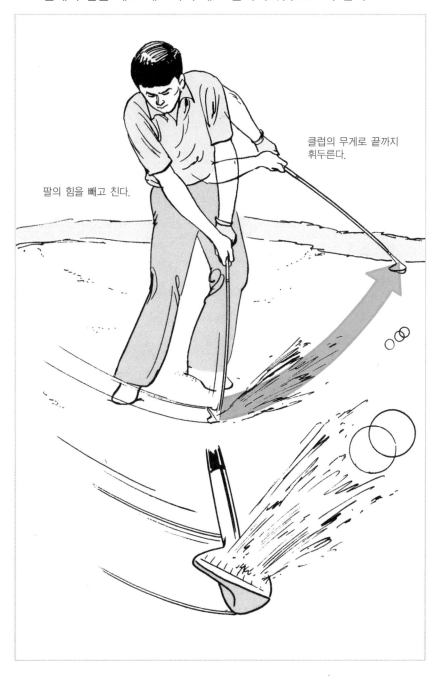

클럽의 무게로 끝까지 휘두른다.

팔의 힘을 빼고 친다.

15 벙커 샷에서 더프가 된다②

벙커에서 탈출하다가 리딩에지가 땅에 박혀 버렸다. 익스플로전 샷을 했는데 두 번에 한 번 정도는 모래만 심하게 날리고 볼은 그대로이다. 벙커 샷은 더프를 해서 볼을 올리는 것이 기본이라고 하는데, 어째서 볼이 올라가지 않는 것일까?

다양한 원인을 생각해 볼 수 있다. 스퀘어 스탠스로 서면 클럽 페이스가 열리지 않고 클로즈드로 되기 쉬운 것도 원인 중의 하나일 것이다. 이 때문에 볼 뒤쪽의 모래를 깎아서 퍼내지 않고 모래 속으로 깊게 들어가게 되어 모래 저항으로 볼을 쳐 내지 못하는 결과가 되는 것이다. 특별한 상황이 아닌 한 오픈 스탠스로 클럽 페이스를 여는 것이 철칙이다.

또 다른 원인은 왼손의 그립이 약한 경우이다. 예컨대 샌드 웨지가 무겁고 자연스러운 폭발력을 가지고 있다고는 하지만 가장 중요한 플레이어와 샌드 웨지의 연결 부분인 왼손이 약해서는 충분한 힘을 발휘할 수 없다. 벙커 샷의 기본은 왼쪽 허리가 리드를 해서 오른무릎을 보내는 것이지만 이것에만 신경을 써서 왼손을 소홀하게 다루면 실패하게 된다. 왼손은 테이크백에서 임팩트에 이르기까지 느슨해지지 않도록 하는 것이 포인트이다.

모래의 저항은 헤비 러프 이상이라고 할 수 있을 정도로 강한 것이므로, 저항을 받지 않도록 왼손을 확실하게 그립할 필요가 있다. 마지막까지 손목은 돌리지 말고 손바닥이 목표 방향, 정면을 향하도록 해야 한다.

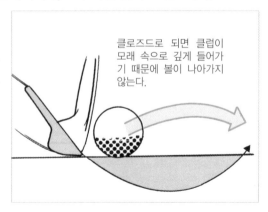

클로즈드로 되면 클럽이 모래 속으로 깊게 들어가기 때문에 볼이 나아가지 않는다.

●●● 오픈 스탠스가 되도록 어드레스 하여 클럽 페이스를 연다

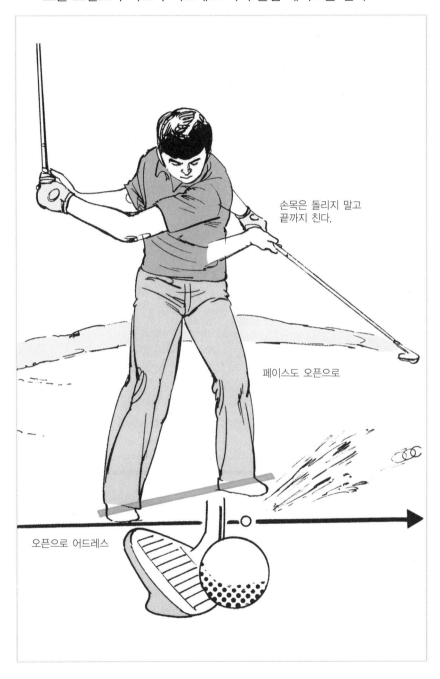

손목은 돌리지 말고
끝까지 친다.

페이스도 오픈으로

오픈으로 어드레스

16 벙커 샷에서 톱이 자주 발생한다①

벙커는 정말 자신 없는 샷이다. 특히 모래가 부드럽고 볼이 조금이라도 모래 속에 묻혀 있으면 거의 두 손을 들어버릴 지경이다. 벙커에서 가장 많이 하는 실수 중에 하나가 톱이다. 벙커 벽에 부딪혀 되돌아 오는 경우도 종종 있는데, 어떻게 치면 좋을까?

벙커에서의 실패란 대부분 톱을 하거나 클럽이 모래에 박히는 것이다. 톱을 하게 되는 주요한 원인은 헤드업이다. 헤드업을 하면 클럽도 같이 올라가게 되어 볼의 머리 부분을 치는 경우가 많아지기 때문이다.

또한 스탠스가 확실하지 않으면 페어웨이에서도 실수를 범하기 쉬운데 발을 고정하기 힘든 벙커에서는 더욱더 그렇다. 부드러운 벙커에서 모래를 단지 밟고 있는 상태만으로 발이 미끄러지거나 흔들리게 되므로, 우선 발을 확실하게 고정시키도록 한다. 모래 속에 신발 뒤축 부분을 충분히 넣어서 스윙을 하더라도 약간의 미동도 생기지 않도록 고정시킨다.

이렇게 하는 데에는 다른 이유도 있다. 발의 뒤축을 충분히 모래 속으로 넣어 임팩트 할 때 클럽 헤드와 같은 평면을 유지하도록 하는 것이다. 벙커에서는 어차피 볼을 깨끗하게 칠 수 없다. 볼의 바닥을 치는 정도의 감각으로 볼의 전면을 깎아내며 보내는 것이므로, 신발의 뒤축을 모래 속에 파묻히게 하여 임팩트 할 때 클럽과 거의 동일한 높이가 되도록 하는 것이다. 이렇게 하면 톱을 하는 일은 없을 것이다.

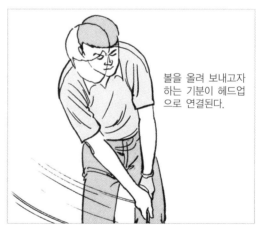

볼을 올려 보내고자 하는 기분이 헤드업으로 연결된다.

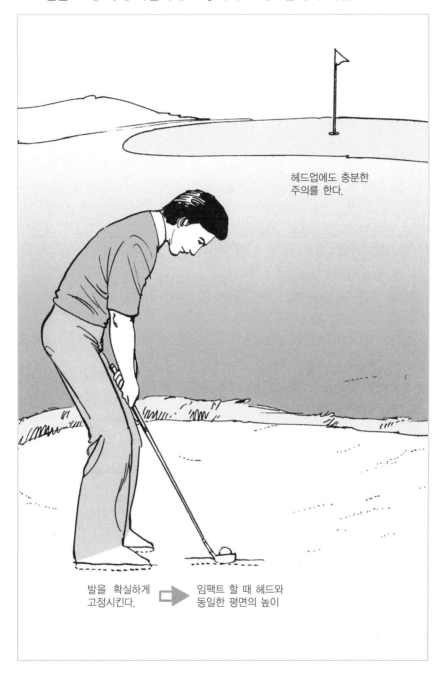

헤드업에도 충분한
주의를 한다.

발을 확실하게
고정시킨다.

임팩트 할 때 헤드와
동일한 평면의 높이

17 벙커 샷에서 톱이 자주 발생한다②

벙커 샷에서 항상 톱을 해버리고 만다. 결국 턱에서 부딪쳐 되돌아오는 바람에 더 고생을 하게 된다. 헤드업이 되지 않도록 주의하며 발도 정확하게 고정하고 있는데 톱 볼이 되어 버리는 원인은 무엇일까?

몸을 좌우로 움직이는 것도 톱이 되는 원인이다. 벙커 샷은 업라이트한 스윙을 하기 때문에 어드레스에서는 스탠스를 좁게 하도록 한다. 이 때문에 몸이 비틀어지기 쉬우므로, 백스윙을 할 때 몸이 오른쪽 사이드로 흔들리지 않게 하는 것이 중요하다. 어떤 경우에든 스웨이는 올바른 타구를 하는데 방해가 됨을 명심해야 한다.

또한 벙커 샷에서는 몸의 회전이 필요하지 않다. 어깨와 가슴으로 테이크백 하면 된다. 클럽은 평평하게 올리는 것이 아니라 손의 콕을 살려서 상당히 급한 각도로 끌어 올린다. 따라서 다운스윙도 급한 각도로 내려 보내는 것이 벙커 샷의 특징이다. 평평한 백스윙이 되면 다운스윙도 평평해져서 모래를 폭발시키지 못하고 모래 위를 스치듯 치게 된다.

업라이트로 클럽을 올려서 클럽 헤드의 무게를 이용하여 볼의 뒤쪽에서 클럽을 집어넣는다. 특히 왼쪽 그립이 느슨해지지 않도록 허리와 오른무릎을 보내면서 리드한다. 몸의 축이 균형을 잃지 않도록 하면서 끝까지 치면 톱은 발생하지 않는다.

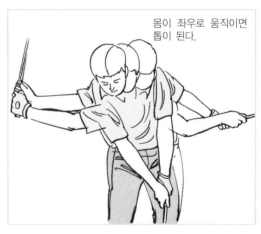

몸이 좌우로 움직이면 톱이 된다.

••• 어깨와 가슴만을 사용하여 급한 각도로 테이크백을 한다

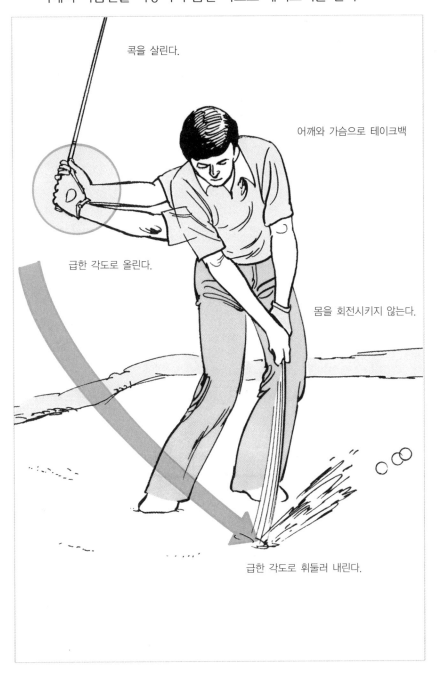

콕을 살린다.

어깨와 가슴으로 테이크백

급한 각도로 올린다.

몸을 회전시키지 않는다.

급한 각도로 휘둘러 내린다.

18 디봇된 볼을 치는 방법

타구가 정확히 중앙을 향해 날아갔다. 나이스 샷이라고 생각했는데 볼의 낙하지점으로 가보았더니 볼이 디봇의 한가운데에 있다. 그래도 모처럼의 기회라고 생각해서 강하게 그린으로 공략했는데 톱이 되었다. 디봇에서 잘 칠 수 있는 방법을 익혀둔다면 스코어를 더욱 올릴 수 있을 것 같은데, 방법이 없을까?

그린에서 볼이 디봇 한가운데에 들어가면, 페어웨이 잔디와 거의 같은 높이로 되어 있는 경우가 대부분이다. 그러므로 페어웨이에서 치는 것처럼 치면 볼의 둥근 부분이나 윗부분을 치면서 톱을 하게 되는 것이 당연하다.

그러나 대부분 잔디가 없는 곳이기 때문에 톱보다 더프가 더욱 우려되므로, 디봇 속에 볼이 있을 때에는 기본적으로 러닝시키는 기분으로 치는 편이 좋다. 맨땅과 같은 부분, 그것도 凹모양으로 들어가 있는 부분의 볼을 쳐 올리는 것은 쉬운 일이 아니다.

디봇에서는 낮은 타구가 되므로 클럽도 1번처럼 큰 것을 선택한다. 스탠스는 평범한 정도로도 충분하며, 볼은 조금 오른쪽에 놓아서 핸드 퍼스트 형태를 하고 이 모양을 임팩트로 재현해 나가는 듯한 스윙을 한다. 테이크백은 업라이트로 올려서 허리보다 조금 위까지 너무 크지 않은 정도에서 멈추며 일직선이 되게 직접적으로 볼을 내려치듯이 스윙한다. 폴로스루는 크게 하며 클럽을 길게 내던지듯이 목표를 향해 끝까지 휘두르는 것이 비결이다. 단, 볼을 떠올리는 것은 금물이다.

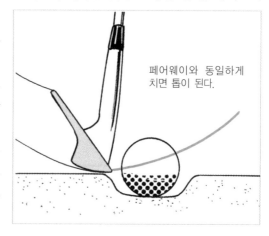

페어웨이와 동일하게 치면 톱이 된다.

●●● 볼을 띄우는 것은 포기하고 1~2번의 큰 클럽으로 러닝시킨다

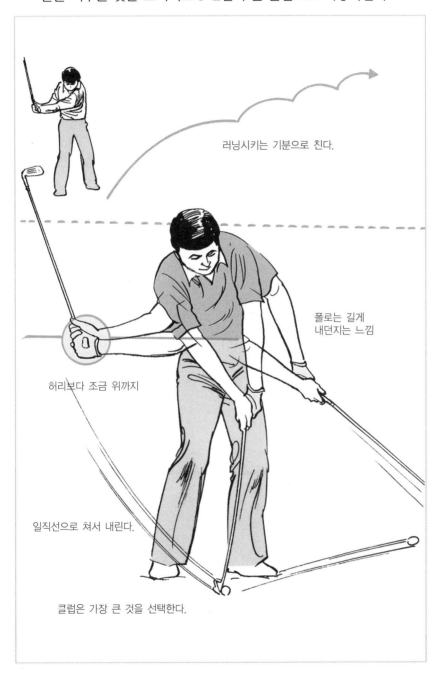

러닝시키는 기분으로 친다.

폴로는 길게
내던지는 느낌

허리보다 조금 위까지

일직선으로 쳐서 내린다.

클럽은 기장 큰 것을 선택한다.

19 내리막 경사에서의 벙커 샷

쇼트 홀에서 제1타를 왼쪽으로 날아가는 풀 훅으로 쳐 버리는 바람에 왼쪽 앞의 벙커에 갇히게 되었다. 이곳은 경사면으로 된 벙커인데 그린을 공략하려고 하면 앞쪽으로 내려가는 라이가 된다. 가장 어려운 벙커 샷이 아닐까 싶은데, 어떻게 공략하면 좋을까?

이런 악조건의 라이에서는 한 타가 마이너스 되는 정도는 각오하고 어드레스 하도록 한다. 무리하게 핀에 집착하기 보다는 어떻게든 벙커에서 탈출하는 것이 우선이다.

내리막 경사에서는 우선 스탠스를 확실하게 하는 것이 중요하다. 그냥 서 있는 것만으로는 불안한 느낌이 들기 때문에 양발을 확실하게 모래에 묻고 샷을 할 때에 몸의 균형이 흐트러지지 않도록 한다. 스탠스는 조금 넓은 느낌으로 하는 게 좋다.

오르막 경사와는 달리 내리막 경사에서의 스윙은 업라이트가 되도록 한다. 양 무릎은 구부리는데 이때 무릎은 스윙이 끝날 때까지 펴지 않는다. 톱을 하거나 심할 때는 헛스윙을 하는 경우도 있는데, 무릎을 구부린 채로 움직이지 않고 양손으로 치는 느낌을 가지면 실패를 적게 할 것이다. 가파른 각도로 테이크백 하고 볼의 2~3cm 앞에서 클럽 헤드를 집어넣도록 한다.

오른쪽 겨드랑이를 조이는 것 역시 오르막 경사와 마찬가지이며, 손목을 돌리거나 크게 휘두르는 것은 피한다. 볼은 벙커 안에 있고 스탠스는 잔디 위에서 잡아야 하는 경우도 종종 생기므로 충분히 연습해 두도록 한다.

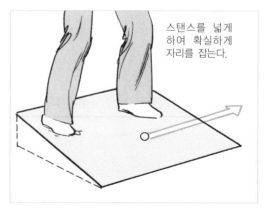

스탠스를 넓게 하여 확실하게 자리를 잡는다.

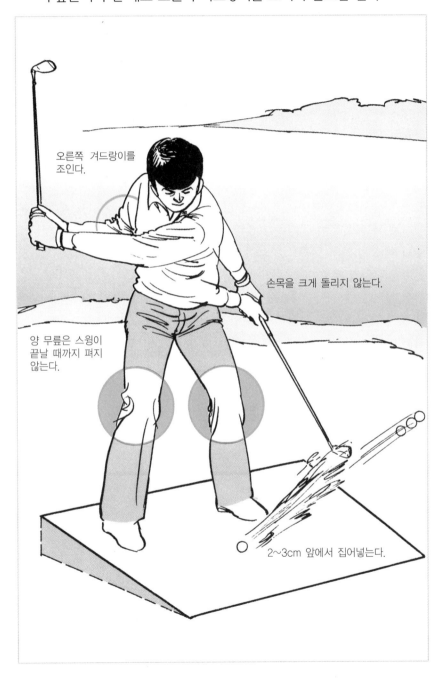

오른쪽 겨드랑이를
조인다.

손목을 크게 돌리지 않는다.

양 무릎은 스윙이
끝날 때까지 펴지
않는다.

2~3cm 앞에서 집어넣는다.

20 오르막 경사에서의 벙커 샷

세컨드 샷이 조금 슬라이스로 짧게 타구되어 그린 앞쪽의 벙커에 들어갔다. 오른쪽 사이드로 굴러가 벙커 가장자리, 발끝이 올라가는 오르막 라이에 멈추게 되었다. 평범한 벙커도 자신이 없는데 이런 어려운 라이에서 볼이 멈추어 버리면 정말 고민이 아닐 수 없다. 오르막에서는 어떻게 쳐야 할까?

상당히 어려운 샷이다. 일반적으로 왼발이 올라가는 옆 경사나 양발 끝이 올라가는 오르막 경사에서는 훅을 하기 쉬운데, 벙커 안에 있을 때는 오른쪽으로 날아가게 되는 경우가 많다. 볼의 위치가 양발보다도 높기 때문에 클럽 헤드가 볼의 앞쪽으로 들어가기 쉽고, 생크 같은 형태로 오른쪽으로 날아가 버리기 때문이다.

우선 이러한 현상을 방지하기 위해 양 무릎을 가볍게 구부리고 그만큼 클럽을 짧게 잡는다. 양손을 몸에서 떨어뜨린 채로 어드레스 하며, 클럽 페이스는 과감히 열도록 한다. 클로즈드 느낌이 되면 볼이 앞에 있는 모래에 파묻혀 올바른 타구를 만들 수가 없다. 스윙도 일반적인 업라이트가 아닌 평평한 스윙을 하도록 한다. 세게 쳐 내리기보다 경사면의 모래를 떠내는 듯한 느낌이 좋을 것이다.

특히 오른쪽 겨드랑이를 충분히 조이지 않으면 평평한 스윙 때문에 아웃사이드 인이 되기 쉬우며 볼을 비비듯이 타구하여 실수를 유발하게 된다. 폴로스루에서는 손목을 돌리지 말고 임팩트 후에도 곧게 끝까지 휘두르도록 한다.

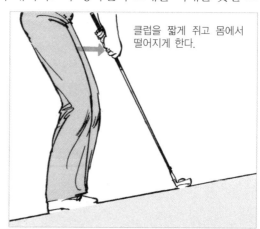

클럽을 짧게 쥐고 몸에서 떨어지게 한다.

클럽 페이스를 과감하게 열어서 평평한 스윙을 한다

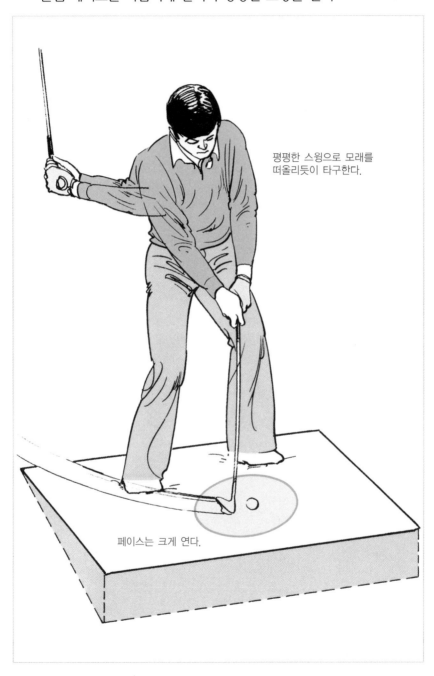

평평한 스윙으로 모래를
떠올리듯이 타구한다.

페이스는 크게 연다.

21 벙커의 모래 종류에 따라 샷에 차이가 있다

한 코스에서라면 그다지 벙커의 모래가 다르지 않을 것이다. 그러나 코스에 따라서는 홈 코스와는 다른 모래와 맞닥뜨리게 되기도 한다. 이 때문에 일반적인 샷으로는 톱이나 더프가 되기도 하고, 또는 거리가 맞지 않아서 망설여진다. 모래 종류에 따라 알맞은 샷이 있는 것일까?

벙커의 모래에는 다양한 종류가 있는데, 그것도 일정하지 않기 때문에 골치가 아픈 법이다. 이것이 샷에 미묘한 영향을 주는 것은 분명하다.

일반적으로 분말 상태의 고운 모래일 때는 클럽이 모래에 박히기 쉽고 성긴 모래일 때는 톱이 되기 쉬운 것 같다. 많은 사람들이 입자가 고운 모래는 부드러워서 치기 쉽다고 생각하는 경향이 있는데 밀도가 높고 빈틈없이 꽉 차 있기 때문에 도리어 저항력을 크게 받게 된다. 리딩에지가 너무 깊게 들어가면 모래를 많이 뜨게 되어 벙커에서 탈출하지 못하게 되거나 탈출하더라도 짧은 볼이 되기 쉽다. 이러한 벙커에서는 어드레스 할 때부터 클럽 페이스를 많이 열어 두도록 한다.

볼의 위치는 왼발에 가깝게 놓고 클럽 페이스가 예각으로 들어오는 것을 피해 모래를 얇게 뜨도록 한다. 이렇게 하면 모래를 두껍게 뜨면서 클럽이 모래 속에 박히는 것을 방지할 수 있다. 특히 왼손을 확실하게 잡아서 모래의 저항력을 많이 받지 않도록 하며, 폴로스루도 목표 방향으로 곧게 가져가는 것을 명심하도록 한다.

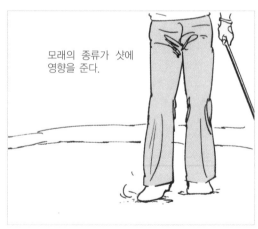

모래의 종류가 샷에 영향을 준다.

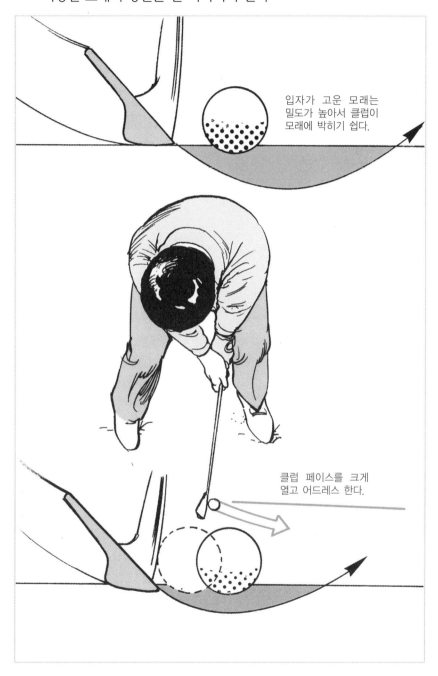

입자가 고운 모래는
밀도가 높아서 클럽이
모래에 박히기 쉽다.

클럽 페이스를 크게
열고 어드레스 한다.

22 키가 큰 나무를 넘기는 볼을 쳐야 한다

비거리는 충분했는데 코스를 벗어나면서 그린과의 사이에 높은 나무가 서 있는 곳에 볼이 떨어졌다. 직접 그린을 공략하기 위해서는 이 나무를 넘기도록 볼을 치지 않으면 안 된다. 의도적으로 높은 볼을 칠 수 있다면 이런 난관을 돌파할 수 있을 텐데, 높은 볼을 치려면 톱을 하거나 더프를 해버리곤 하니 문제이다.

높은 볼을 치는 것은 그렇게 어렵지 않다. 클럽의 로프트를 둔각으로 하여 올려주면 되는 것이다.

스탠스를 조금 오픈으로 하여 로프트를 열고 이것을 최대한 살릴 수 있도록 한다. 이때 허리도 조금 오픈하는 느낌이 되도록 한다. 클럽의 로프트를 살리기 위해서는 볼의 위치를 조금 왼발에 가깝게 세팅하는 것이 좋다. 이런 스탠스로 오른발에 60% 정도의 체중을 실어주는데, 테이크백에서 임팩트까지 이런 균형을 유지하도록 한다.

가능한 천천히 테이크백 하고 사이드 블로로 그대로 단숨에 볼을 세게 친다. 폴로스루도 과감하게 높고 크게 하도록 하면 클럽 로프트가 자연스럽게 볼을 올려 줄 것이다.

단, 볼을 높이 올리려는 마음에 떠올려 버리면 실수를 하게 된다. 또한 왼쪽 어깨를 테이크백에서 너무 밀어 넣으면 임팩트에서 멀리 뻗어 나가는 스윙이 유발되어 실패하게 된다. 어깨를 충분히 돌리고 몸의 축을 일정하게 하여 끝까지 궤도를 흐트러뜨리지 않도록 한다.

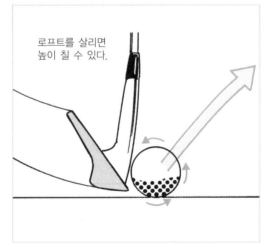

로프트를 살리면 높이 칠 수 있다.

●●● 오픈 스탠스로 준비하여 오른발에 체중을 싣는다

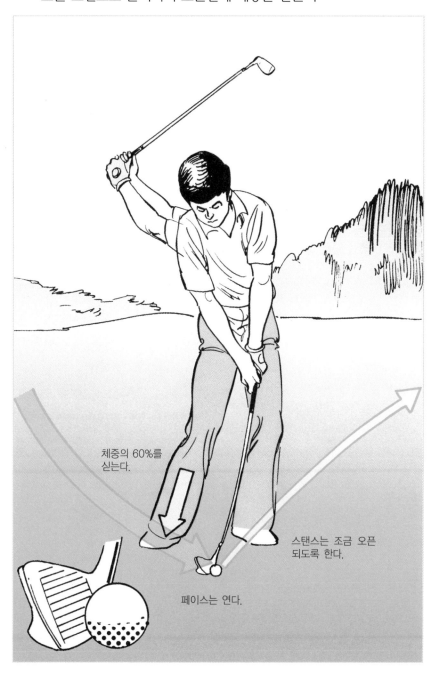

체중의 60%를
싣는다.

스탠스는 조금 오픈
되도록 한다.

페이스는 연다.

23 깊은 러프에서는 볼이 곧바로 날아가지 않는다

얕은 러프라면 괜찮을 것 같은데 깊은 러프에 빠지게 되면 포기해 버리는 경우가 많다. 단념하고 페어웨이로 볼을 꺼내려고 해도 잘 되지 않는다. 목표 방향으로 타구가 나가지 않을 뿐만 아니라 때에 따라서는 생크와 같은 볼이 나오기도 한다. 적어도 탈출만이라도 확실하게 할 수 있었으면 좋겠다.

볼이 탈출하는 것만으로도 충분하다고 생각할 때 자칫하면 샷을 가볍게 생각해 버리가 쉽다. 그러나 이렇게 대수롭지 않게 생각하는 자세가 실수를 유발한다. 러프 속에 묻혀있는 볼은 탈출시키는 것만으로도 굉장히 어려운 샷이 요구된다는 것을 알아두어야 한다.

가장 중요한 것은 그립이다. 특히 왼손 그립은 일반적인 샷을 할 때보다 의식적으로 강하게 쥐도록 한다. 러프의 잔디는 상상 이상의 저항력을 가지고 있다. 조금이라도 볼의 앞쪽을 치거나 더프를 하거나 하면 저항력 때문에 클럽 페이스가 좌우로 흔들리고, 때에 따라서는 위쪽 방향으로 움직이게 된다. 이것이 생크나 톱과 같은 볼을 만들고 심하면 살짝 굴러가다 멈춰 버리는 상황까지 유발한다.

왼손으로 그립을 강하게 하고 테이크백을 하는데, 평상시보다 업다운으로 올리는 것에 주의하며 어깨 선 정도까지 올려서 비교적 작은 톱스윙에서 멈추도록 한다. 임팩트는 볼을 직접 치도록 하고 폴로스루를 하

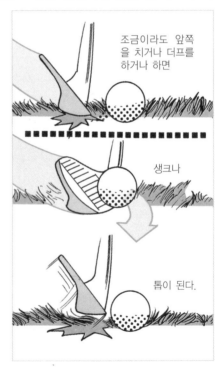

조금이라도 앞쪽을 치거나 더프를 하거나 하면

생크나

톱이 된다.

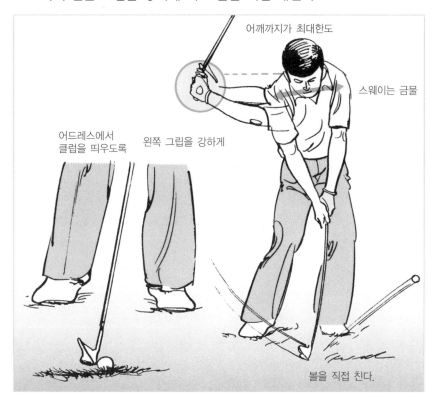

●●● 특히 왼손 그립을 강하게 하고 볼을 직접 때린다

어깨까지가 최대한도

스웨이는 금물

어드레스에서
클럽을 띄우도록

왼쪽 그립을 강하게

볼을 직접 친다.

지 않도록 임팩트 하는 것에만 신경을 집중하도록 한다.

큰 스윙은 금물이다. 스탠스를 조금 넓게 하여 하반신을 안정시키고 상체
의 상하운동이나 좌우로 흔들림이 없도록 한다.

또한 어드레스를 할 때 러프 속으로 클럽이 잠기게 해서는 안 된다. 볼을 움
직이면 페널티가 되고 백스윙을 할 때 클럽이 잔디에 휘감겨서 스윙 궤도가
흐트러지는 경우가 있기 때문이다.

24 오른손잡이지만 왼쪽에서 잘 치고 싶다

볼의 라이가 좋지 않고 평상시처럼 스탠스를 할 수도 없는 상황이라 정확한 스윙을 할 수 없을 것 같다. 왼쪽에서 칠 수 있다면 스탠스도 할 수 있고 스윙도 부드럽게 할 수 있는 상황인데 오른손잡이라서 왼쪽에서 치는 것은 어색해서 잘 칠 수가 없다. 왼손으로 치는 방법을 마스터 하면 곤란한 상황에 처하더라도 잘 탈출할 수 있으리라고 생각되는데 좋은 방법이 없을까?

익숙하지 않은 데도 왼쪽에서 치는 것은 거리를 내거나 그린 온을 하려고 할 때가 아니라, 트러블에서 탈출해야 할 때로만 한해야 한다. 그 방법에는 2가지가 있다.

첫 번째는 클럽 헤드의 끝과 뒤축을 뒤집기만 해서 평상시 페이스 대로 치는 방법이며 다른 한 가지는 페이스 뒷면으로 치는 방법이다. 어느 쪽이든 지금까지와는 모든 것이 반대로 되므로 큰 스윙을 하면 헛스윙이 된다. 1/4 정도, 크게 한다고 해도 하프스윙까지를 최대한도로 한다. 그리고 오른손잡이이므로 오른쪽에서 리드하는 느낌으로 친다. 왼손으로 조절하려고 하지 말고 오른 손등이 목표 방향을 향하도록 하여 곧바로 후방으로 테이크백 한다. 몸은 사용하지 않고, 팔은 어드레스 했을 때의 형태를 그대로 유지하면서 볼을 친다. 익숙하지 않은 샷이기 때문에 흐트러지기 쉬우니 절대로 헤드업하지 않도록 한다.

클럽 페이스의 뒤쪽으로 칠 때에는 3번, 4번 아이언이 다른 클럽보다

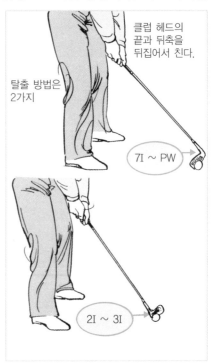

클럽 헤드의 끝과 뒤축을 뒤집어서 친다.

탈출 방법은 2가지

7I ~ PW

2I ~ 3I

●●● 하프스윙 이하로 하여 몸을 움직이지 않는 작은 스윙을 한다

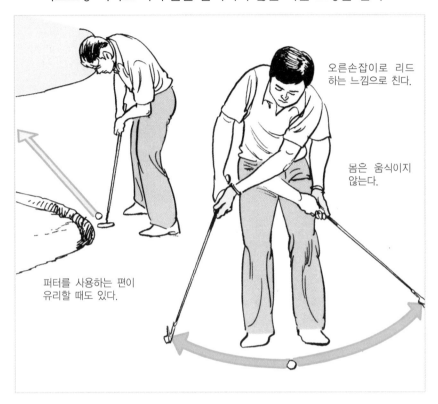

오른손잡이로 리드하는 느낌으로 친다.

몸은 움직이지 않는다.

퍼터를 사용하는 편이 유리할 때도 있다.

스트레이트에 가까워 사용하기 쉽지만 타구가 올라가지 않으므로 굴리고자 할 때 사용한다. 클럽의 토우를 세워서 평상시의 페이스로 치는 경우에는 페이스가 넓은 쇼트 아이언이 좋다. 가볍게 치더라도 볼은 올라간다. 어느 쪽을 선택하던 간에 임팩트에만 집중하도록 하자.

그린 근처의 벙커 옆에서 볼이 멈추어 벙커 안에서 스탠스를 할 수 없을 때에는 양면이 평평한 퍼터로 왼쪽에서 치는 것도 효과적이고 편리하다.

25 한 손으로 클럽을 잘 치고 싶다

그린을 공략했는데 코스에서 벗어나 그린의 오른쪽 사이드 숲 속으로 볼이 들어가 버렸다. 볼은 나무 옆에 멈춰 있어서 평범한 스윙은 불가능하다. 왼쪽에서 치는 것은 잘하지 못하는데, 한 손으로 쳐서 탈출할 수 있는 방법은 없을까?

오른손만으로 치는 방법도 있다. 목표 방향과 거의 등을 지는 모습이 되지만 오른손만으로 클럽을 쥐고 긁어내듯이 치는 특수한 샷이다. 잘 치면 제대로 된 거리도 낼 수 있으며 볼도 높이 올라가 준다.

클럽은 9번에서 웨지 정도로 한다. 목표를 향하여 등을 지고 볼의 위치는 오른발에서 너무 떨어지지 않도록 한다. 10cm 이상 떨어지면 컨트롤 할 수 없으므로 가능한 몸이 볼과 가깝게 되도록 해야 한다.

클럽 페이스가 목표 방향을 정면으로 바라보도록 어드레스 하고, 그대로 천천히 앞으로 올린 후에 클럽 헤드의 무게로 친다. 진자가 움직이는 듯한 느낌으로 하면 좋다. 거리를 내고 싶을 때에는 손목을 사용하는데 평상시에 연습을 해두지 않으면 하기 어려울 것이다.

역시 빠져 나가는 것이 가장 중요하므로 손목은 사용하지 않고, 곧바로 올려서 스트레이트로 팔만 사용해 치는 편이 실수를 줄일 수 있다. 또한 가능한 클럽을 짧게 쥔다. 그립 부분의 중앙이나 이보다 아래쪽을 쥐는 편이 정확하면서도 편하게 칠 수 있다.

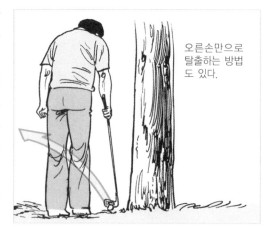

오른손만으로 탈출하는 방법도 있다.

••• 클럽을 짧게 쥔 채 손목은 사용하지 않고 클럽 헤드의 무게로 친다

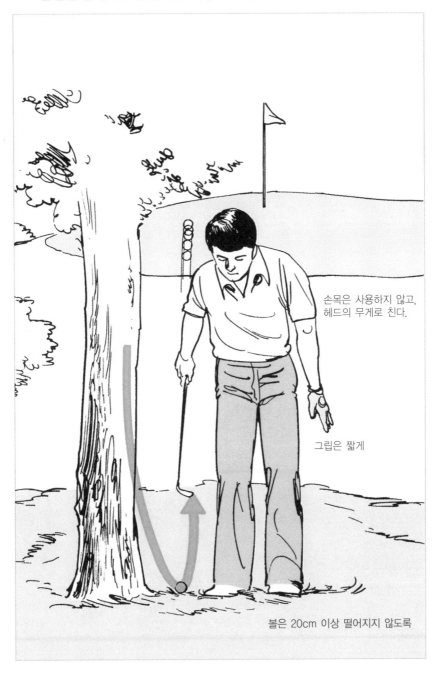

손목은 사용하지 않고,
헤드의 무게로 친다.

그립은 짧게

볼은 20cm 이상 떨어지지 않도록

26 나뭇가지가 방해가 되어 스윙을 할 수 없다

미스 샷을 한 결과, 키가 작은 나무 아래로 볼이 떨어졌다. 공교롭게도 후방에 나뭇가지가 있고 전방에도 나뭇가지가 늘어져 있어서 백스윙을 할 수 있는 상황이 아니다. 폴로스루를 하는데도 한계가 있고 부드러운 스윙은 거의 불가능하다고 할 수 있다. 허리 라인 정도까지는 어떻게든 테이크백 할 수 있을 것 같은데 어떻게 탈출하면 좋을까?

퍼터나 로프트가 적은 클럽으로 굴리는 방법 밖에는 없다. 그러나 러프가 깊고 낙엽이나 나뭇가지들이 많이 있어서 굴러가게 하는 것만으로는 탈출할 수 없는 경우라면, 볼을 조금 올려 보내지 않으면 안 된다. 이런 경우 많이 하게 되는 실수가 손으로 클럽을 조절하려다 힘이 들어가서 백스윙을 할 때 나뭇가지에 걸려 톱이나 더프를 하는 것이다.

허리로 볼을 친다는 느낌으로 팔이나 손의 동작은 최대한 작게 한다. 미리 테이크백 할 수 있는 크기를 면밀하게 검토한 후 오른쪽 겨드랑이는 조여서 허리 근처에서 고정시켜 놓고, 그립을 한 상태로 클럽을 허리로 당겨 올리듯이 백스윙을 한다. 나뭇가지에 닿지 않을 정도로 올린 클럽을 허리를 사용하여 당겨 내리며, 팔과 손에서는 다른 움직임이 생기지 않도록 임팩트한다. 이렇게 치면 나뭇가지의 방해를 받지 않을 수 있다.

그립은 평상시보다도 강하게 쥐어서 허리가 스윙할 때 균형을 잡을 수 있도록 한다. 또한 허리를 충분히 사용하기 위해서 오른무릎을 가볍게 구부리는 동시에 충분히 보내주는 것도 중요하다.

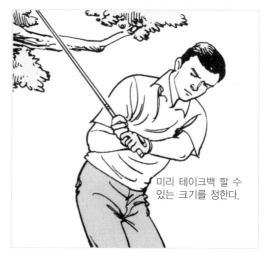

미리 테이크백 할 수 있는 크기를 정한다.

●●● 오른쪽 겨드랑이를 조이고 허리 회전으로 가볍게 친다

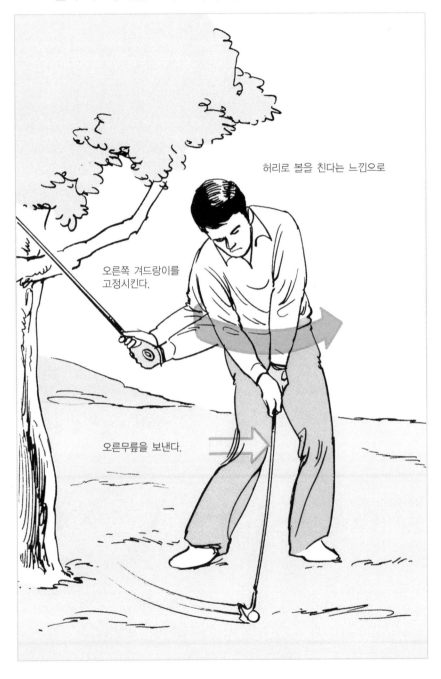

허리로 볼을 친다는 느낌으로

오른쪽 겨드랑이를
고정시킨다.

오른무릎을 보낸다.

27 백스윙에서 나뭇가지가 방해가 된다

볼이 수풀 속으로 들어가 버렸다. 그냥 탈출하기에도 힘든 곳인데 백스윙을 할 때 클럽이 나뭇가지에 닿아서 방해가 된다. 어떻게 해도 가지에 걸리는 이런 상황이 되면 샷에 집중할 수가 없어서 실수하기 쉬워진다. 좋은 방법이 없을까?

백스윙을 할 때 클럽이 나뭇가지에 걸리면 작은 나뭇가지라 해도 크게 신경이 쓰이게 된다. 이렇게 되면 심리적인 영향으로 스윙이 평상시보다 훨씬 빨라져서 실수를 거듭하는 결과가 나온다. 톱스윙에서 약간의 여유도 없이 빠른 속도로 쳐버리면서 실수를 하게 되는 것이다.

그렇다면 차라리 백스윙을 생략해 보는 것은 어떨까? 너무 심한 게 아닌가 하고 생각할 수도 있지만 백스윙은 톱스윙을 만들기 위한 동작이므로 처음부터 톱스윙을 만든 상태로 시작하는 것이다.

처음에는 천천히 백스윙을 하고 톱스윙까지 클럽을 가지고 간다. 그리고 그곳에서 스윙을 한 번 정지시키고 연습할 때 체크를 하는 느낌으로 그대로 톱스윙 자세를 유지하면서 볼을 한 번 더 확실하게 확인하고 쳐 내는 것이다.

다운스윙을 할 때는 나뭇잎이나 잔가지들을 그다지 신경 쓰지 않을 수 있다. 테이크백을 생략하는 것으로 심리적인 영향도 해소되고, 천천히 스윙을 하는 것이므로 임팩트도 어긋나지 않는다. 독특한 것 같지만 의외로 효과적이므로 익혀두면 좋을 것이다.

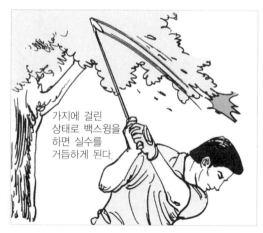

가지에 걸린 상태로 백스윙을 하면 실수를 거듭하게 된다.

●●● 백스윙을 생략하고 톱스윙에서 볼을 친다

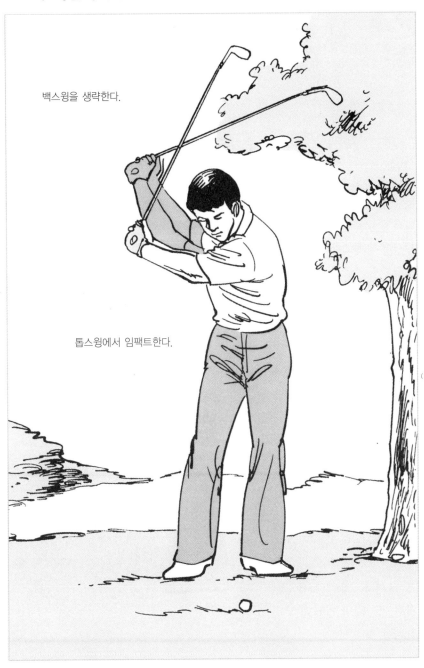

백스윙을 생략한다.

톱스윙에서 임팩트한다.

28 그루터기 때문에 테이크백을 할 수 없다

그린으로 공략한 볼이 뒤어 올라가시는 왼쪽으로 날아가 버렸다. 볼이 있는 곳으로 가보았더니 나무 그루터기가 있는데, 볼이 그 바로 앞에 멈춰 있는 것이다. 게다가 볼과 그루터기의 사이는 10cm 정도 밖에 되지 않으며, 좌우로 칠 수 밖에 없는 상황이다. 그린까지는 5m도 되지 않는다. 직접 그린 위에 올려놓을 수 있는 방법은 없을까?

볼을 옆으로 내보내는 것만으로도 다음 샷으로 연결시킬 수 있지만, 그린이 눈앞에 있으니 어떻게든 해보고 싶은 기분이 들게 마련이다. 이런 경우 의외로 단순하게 성공률도 높이며 칠 수 있는 방법이 있다.

앞장에서 톱스윙의 형태로 볼을 치는 것에 대해 서술하였다. 마찬가지로 그루터기가 백스윙을 하는데 방해가 될 때에는 처음부터 임팩트에 가까운 형태를 만들어 두면 된다.

볼의 후방 2~3cm 정도의 거리에 클럽 헤드를 두고, 볼의 위치와 잔디 상태 등을 고려하여 세팅한다. 클럽 페이스를 직접 가져가 댈 때나 어드레스를 할 때, 볼에 직접 닿거나 볼을 움직이게 되면 페널티를 받게 되므로 주의한다. 클럽 페이스는 목표 방향을 마주보도록 하고, 그립은 왼손으로만 한다. 그립 엔드를 느슨하게 쥐고 받치는 정도의 느낌으로 잡는다. 그리고는 오른손바닥으로 클럽 샤프트의 가능한 아랫부분을 '찰싹' 할 정도로 치는 것이다. 이것을 미국에서는 슬랩(slap, 세게 때리는) 샷이라고 부른다. 많이 사용하는 것은 아니지만 기억해 두면 편리할 것이다.

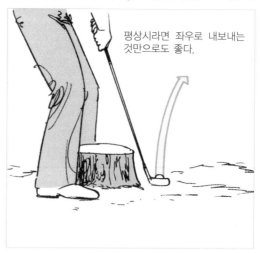

평상시라면 좌우로 내보내는 것만으로도 좋다.

슬랩 샷이라고 하는 편리한 타구 방법이 있다

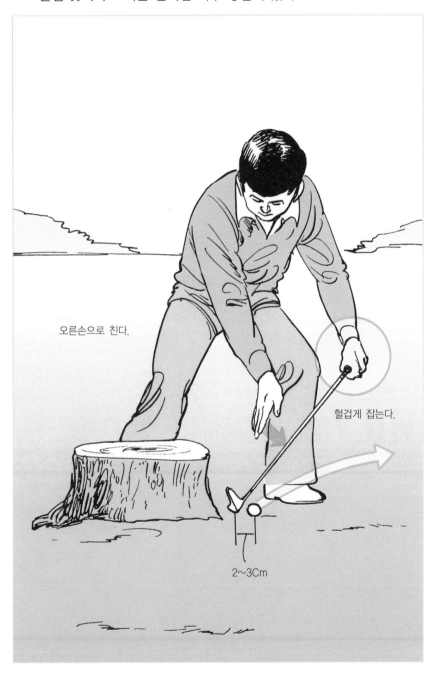

오른손으로 친다.

헐겁게 잡는다.

2~3Cm

29 오르막 경사에서 풀 훅이 나오는 경우가 많다

왼발이 올라가는 경사면이라 어렵지 않을 것으로 생각했는데, 여러 번 쳐봐도 계속해서 왼쪽으로 세게 휘는 풀 훅이 되어 버린다. 폴로스루를 하지도 못하고 지면을 세게 내리쳐 버리는 경우도 종종 있다. 오르막 경사에서는 어떤 점에 주의해서 쳐야 하는 것일까?

확실히 왼발이 올라가는 경사면에서의 샷은 다른 경사면보다 치기 쉽다. 경사 정도가 완만하다면 평평한 평지에서 치는 것보다도 편하다고 하는 초보자들도 많다. 그러나 실제로는 평탄한 지면과 달리 많은 제약을 가지고 있다. 클럽이 경사면을 파고들어 폴로스루를 할 수 없는 것도 그렇지만, 이보다도 성가신 것은 조금이라도 더프를 하게 되면 경사가 있기 때문에 평지에서보다 훨씬 심한 더프가 된다는 것이다.

평탄한 곳에서와 똑같은 스탠스를 하는 것이 풀 훅을 만드는 원인이다. 이런 경우에는 클럽이 예각의 상태로 경사면과 부딪치는 것을 막기 위해서 스탠스를 오픈으로 하여 더욱더 지면과 몸, 즉 허리선을 평행하게 만들어야 한다.

특별히 급경사가 아닌 이상 왼발을 구부려서 평행하게 만들 수 있을 것이다. 이런 자세로 오른쪽 다리에 체중을 싣고 스탠스를 해서 평지에서의 샷과 같은 상태로 만든다. 서 있는 상태가 조금 불안정하므로 왼손의 그립을 확실하게 하고

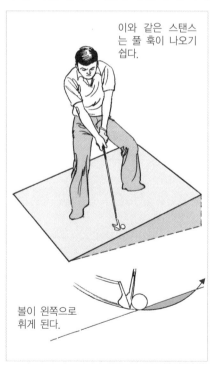

이와 같은 스탠스는 풀 훅이 나오기 쉽다.

볼이 왼쪽으로 휘게 된다.

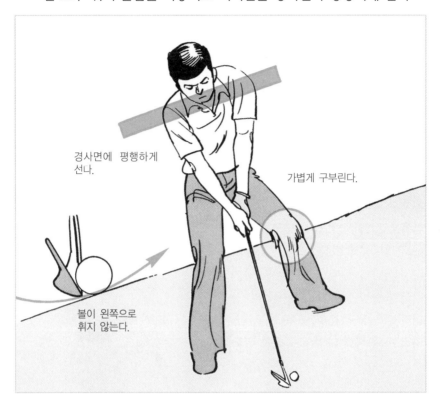

경사면에 평행하게 선나.

가볍게 구부린다.

볼이 왼쪽으로 휘지 않는다.

허리 회전을 빠르게 하여 스윙을 한다. 테이크백은 업라이트가 아닌 경사면에 따라서 미끄러뜨리듯이 끌어올린다. 다운스윙도 역시 경사면에 따라서 스윙을 하면 올바른 임팩트를 할 수 있게 된다.

타구가 높이 올라가서 비거리가 감소하게 되므로 1번 이상의 로프트가 적은 클럽을 선택하도록 한다. 그리고 약간 드로 계통의 볼이 되므로 목표 방향은 목표물보다 살짝 오른쪽을 향하도록 한다.

30 내리막 경사면에서 톱을 하는 경우가 많다

다운 슬로프에서 칠 때, 종종 톱 볼이 되어 버리거나 심할 때에는 헛스윙에 가까운 샷이 된다. 경사면은 그다지 급하지 않은데도 조금이라도 왼발이 내려가는 옆 경사에 서게 되면 거의 좋은 타구를 치지 못한다. 어려운 샷이라는 것은 알고 있지만 잘 칠 수 있는 방법이 없을까?

내리막 경사는 오르막 경사에 비교해서 더욱 까다롭다. 톱을 하거나 헛스윙을 하거나 크게 오른쪽으로 빗겨나는 것은 우선 볼의 위치가 왼발에 가까운 앞쪽으로 너무 가 있기 때문이다. 이런 곳에서는 경사가 있는 만큼 볼이 몸에서 멀어지게 된다.

이것을 막기 위해 볼을 오른발 쪽에 가깝게 하여 거의 중앙에 놓도록 한다.

왼발이 올라가는 옆 경사에서와 마찬가지로 양 무릎을 구부려서 지면의 경사와 허리 라인이 수평이 되도록 서는 것이 중요하다. 왼쪽 사이드로 경사가 내려가므로 스윙을 할 때 왼쪽으로 체중이 실리기 쉽다. 체중이 옮겨가는 것을 막아야 하는 왼무릎이 확실하게 고정되어 있는가 하는 점이 체크 포인트이다.

스윙의 경우 경사면에 따라 테이크백을 하는 것은 오르막 경사에서와 동일하지만, 내리막 경사에서는 업라이트로 클럽을 올리도록 하는 것이 올바른 궤도이다.

경사면에서는 자세가 불안정하므로 오버스윙은 금물이다. 하프스윙이

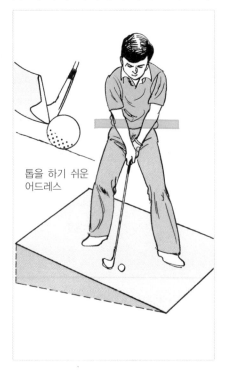

톱을 하기 쉬운 어드레스

●●● 왼무릎을 구부리고 허리 라인은 경사면과 평행하게 한다

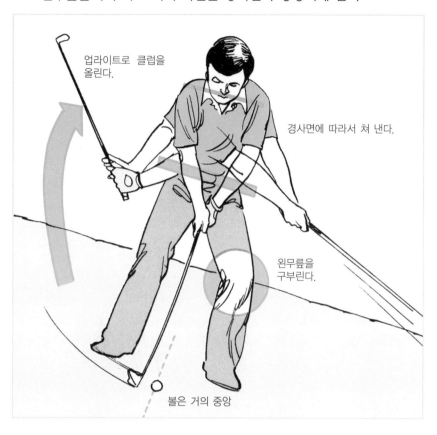

업라이트로 클럽을
올린다.

경사면에 따라서 쳐 낸다.

왼무릎을
구부린다.

볼은 거의 중앙

나 스리 쿼터 스윙 정도로 한다. 또한 힘을 넣어서 스윙을 하는 것도 위험하
므로 힘으로 비거리를 벌어보려는 욕심을 내서는 안 된다.

볼을 떠올리듯 스윙을 하지 않도록 한다. 경사면에 따라서 길고 낮은 폴로
스루를 한다. 경사면이 급한 경우에는 오른쪽으로 구부러지는 슬라이스 계
통의 볼이 되므로 목표 방향은 조금 왼쪽을 향하도록 한다.

31 오르막 경사에서 풀 훅이 된다

스탠스 위치보다 볼이 위쪽에 있게 되는 포지션, 발끝이 올라가는 오르막 경사에서는 정확하게 쳤다고 생각해도 겨눈 곳보다 볼이 왼쪽 방향으로 날아가는 경우가 많다. 심할 때에는 크게 휘는 훅이 되어 그린을 공략하기는 커녕 심각한 상황에 처하게 되기도 하는데, 스트레이트 볼을 칠 수는 없을까?

발끝이 올라가는 오르막 경사 라이에서 인사이드로 들어가서 임팩트를 하면 경사 때문에 클럽 페이스도 예각으로 되어 있어서 타구가 당연히 왼쪽으로 나가게 된다. 더군다나 큰 클럽으로 친다면 훅 계통의 볼이 나올 수 밖에 없다.

이런 라이에서 샷을 할 때는 목표 방향을 목표물보다도 오른쪽으로 정해야 한다. 예를 들어 5번 아이언으로 칠 거리라면, 5~6m 정도 오른쪽을 겨누고 쳐도 괜찮을 것이다.

스트레이트 볼을 치지 않으면 안 될 때에는 1호 정도 큰 클럽(6번 아이언의 거리라면 5번 아이언)을 가지고 클럽 페이스를 열어서 조금 아웃사이드 인이 되는 스윙을 하도록 한다. 이것이 왼쪽으로 크게 휘는 타구를 상쇄시켜서 6번 아이언 거리 정도의 타구를 만든다.

또 한가지 염두에 두어야 할 점은 몸과 볼의 거리가 가까워진다는 것이다.

임팩트 하는 타이밍을 조금 늦추고, 어드레스 했을 때 손의 위치가 임팩트 했을 때 흐트러지지 않도록 스윙을 하는 것도 중요한 포인트이다. 오버스윙을 피하고 스리 쿼터 정도의 스윙으로 끝까지 휘두르도록 한다.

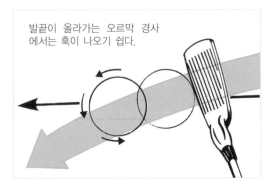

발끝이 올라가는 오르막 경사에서는 훅이 나오기 쉽다.

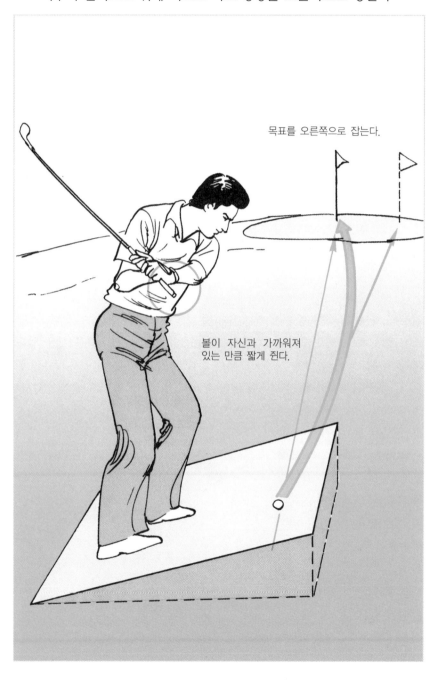

목표를 오른쪽으로 잡는다.

볼이 자신과 가까워져
있는 만큼 짧게 쥔다.

32 내리막 경사에서 오른쪽으로 휘는 볼이 나온다

발끝이 내려가는 내리막 경사에서는 볼이 스탠스를 하는 위치보다 낮은 곳에 있어서 부자연스러운 스윙을 할 수 밖에 없다. 게다가 이런 장소는 대개 러프이기 마련이다. 결국 대부분 오른쪽으로 휘어 날아가는 볼이 되고 어떤 때는 생크 같은 볼이 되기도 한다. 어떻게 하면 좋을까?

발끝이 내려가는 내리막에서는 어떻게 치더라도 슬라이스 계통의 구질이 된다. 앞으로 기울어지기 때문에 스윙 도중에 몸이 흔들리고 클럽 밑동에 가까운 부분으로 볼을 치게 되어 타구가 오른쪽으로 크게 휘어버리고 만다. 심할 때에는 클럽 페이스 밑동 부분으로 치게 되어 생크가 나오기도 하는 것이다.

그러므로 발끝이 내려가는 라이에서는 하체가 묵직한 느낌이 들도록 어드레스를 하는데, 스윙 중에 앞으로 쏠리지 않도록 하는 것이 중요하다. 스탠스는 넓게 하고 어드레스에서 피니시까지 양발 뒤꿈치에 체중을 실은 상태를 유지하도록 한다. 양 무릎을 구부린 상태로 끝까지 쳐서 내보내는데, 구부리는 정도는 경사에 따라서 조절한다. 무릎을 펴게 되면 헛스윙을 하게 될 위험이 생기므로 양 무릎을 끝까지 펴서는 안 된다. 스윙은 역시 스리 쿼터 정도로 하며 팔과 손만으로 볼을 친다. 볼은 페이드 계통의 구질이 되는데 클럽은 평상시보다 1호수 큰 것으로 하고 미리 왼쪽 방향으로 목표를 정하도록 한다.

이런 특수한 라이에서는 가능한 천천히 클럽을 내리는 것도 중요하다.

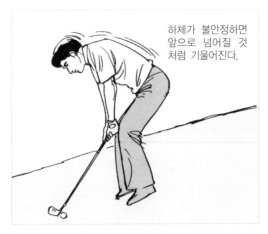

하체가 불안정하면 앞으로 넘어질 것처럼 기울어진다.

목표를 왼쪽으로 잡고 양 무릎을 구부린 채로 끝까지 친다

목표는 왼쪽으로 잡는다.

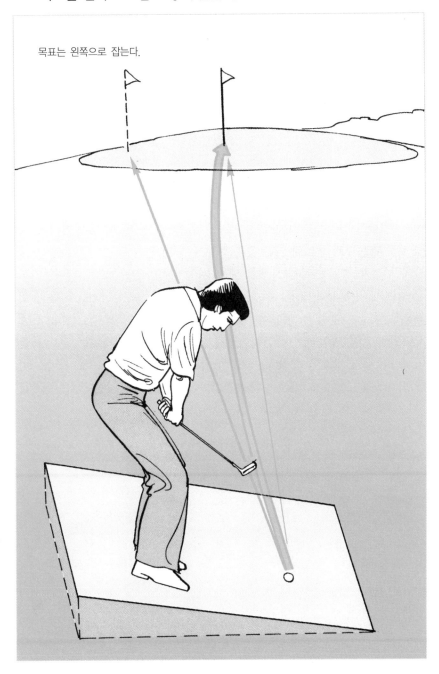

33 나무 사이를 빠져 나가는 샷

숲 사이에 있는 코스로 가면 적어도 3~4회는 숲 속으로 볼을 보내버리게 된다. 울창한 나무들이 있는 사이를 빠져 나가는 것은 대단히 힘든 일인데 안전하게 페어웨이로 보내기 위해서는 어떤 점에 주의를 해야 할까?

전방이 보일 정도라면 그다지 어려운 상황은 아니다. 이 또한 심리적인 문제이다. 더프나 톱을 하는 것은 나무들 사이를 잘 통과했는지 아닌지 확인하기 위해 헤드업을 하여 몸이 일어서게 되기 때문이다. 평상시의 피치 샷을 생각해 본다면 오히려 쉬운 샷의 부류에 속한다.

풀이 무성한 곳으로 볼을 보냈을 때는 예외이지만 일반적으로는 나뭇가지가 방해가 되어 낮은 볼을 치는 것이므로 웨지나 쇼트 아이언을 사용할 필요는 없다.

4~6번의 미들 아이언이나 3번 등의 롱 아이언으로 러닝시키는 것도 좋은 방법이다. 오픈 스탠스로 해서 콕을 만들지 않는 짧은 백스윙으로 시작하여, 클럽 헤드보다 양손이 먼저 나오는 임팩트로 무릎을 충분히 보내는 어프로치 스타일로 치도록 한다.

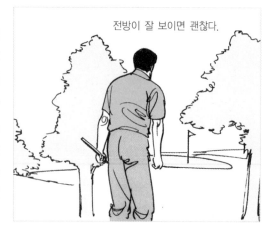

전방이 잘 보이면 괜찮다.

좁은 나무들 사이에서라면 3그루로 목표를 좁혀서 그 중앙에 있는 나무를 향하여 샷을 한다. 이때 중간의 나무를 겨누면 좌우로 넓은 공간이 펼쳐진다. 1그루를 겨누더라도 겨눈 나무에는 좀처럼 맞지 않는 법이니 안심해도 된다.

●●● 3그루의 나무를 목표로 하여 중앙에 있는 나무를 겨누고 친다

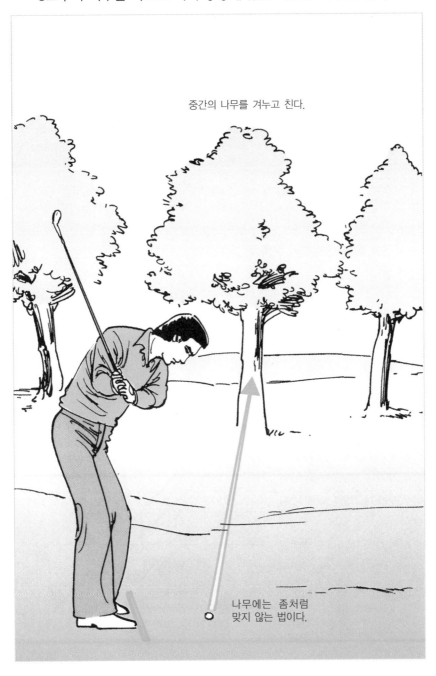

중간의 나무를 겨누고 친다.

나무에는 좀처럼
맞지 않는 법이다.

34 맨땅에서는 어떻게 샷을 하면 좋을지 잘 모르겠다

그린 사이드에 진디도 풀도 없이 완전히 맨땅으로 되어 있는 부분이 종종 있는데, 제2타를 실수하는 바람에 이 베어 그라운드에서 어프로치를 하게 되는 경우가 많다. 게다가 벙커를 넘겨 보내야 하는 경우, 성공률을 높일 수 있는 샷은 없을까?

직접적으로 볼을 치지 않으면 안 되기 때문에 대단히 어려운 샷이다. 잔디가 있으면 조금은 더프를 해도 미끄러지면서 볼이 나아가 주겠지만 맨땅에서는 조금만 잘못해도 실수로 연결된다. 이것이 두려워서 가능한 볼의 위쪽을 치려고 하면 톱으로 이어져 버린다.

이런 경우에는 위에서 직접 볼을 세게 내리치는 느낌으로 샷을 한다. 클럽은 피칭 웨지가 좋을 것이다. 샌드 웨지를 사용하면 두꺼운 솔이 맨땅에 튕겨서 톱을 하기 쉬워진다. 피칭 웨지는 날카로우므로 맨땅도 깎아내 주는 장점을 가지고 있다.

우선 클럽을 짧게 쥐고 끝까지 그립이 헐거워지지 않도록 하여 평상시보다 업라이트로 올려 보낸다. 그 다음엔 임팩트에만 집중해서 볼을 직접 친다. 맨땅이라 저항이 강하다고 해서 불필요한 힘을 넣어서는 안 된다. 조금도 어긋나지 않게 볼을 쳐야 하므로 팔이나 몸에 힘이 들어가거나 스웨이를 하거나, 옆에서 치는 타구법도 금물이다.

그린까지의 사이에 장애물이 없다면 5번~7번 아이언으로 러닝 어프로치를 하는 것도 현명한 방법이다. 그린 근처라면 퍼터가 안전하다.

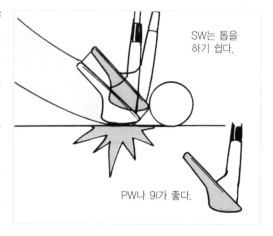

SW는 톱을 하기 쉽다.

PW나 9I가 좋다.

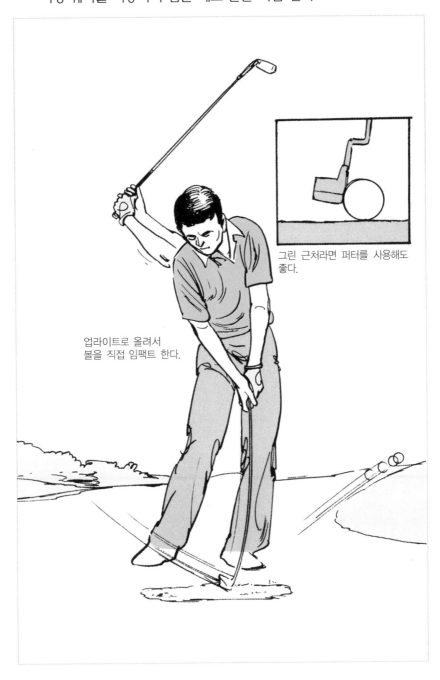

그린 근처라면 퍼터를 사용해도 좋다.

업라이트로 올려서 볼을 직접 임팩트 한다.

용어해설

ㄱ

구즈넥(goose neck) 클럽 헤드와 샤프트의 접합부가 거위의 머리 모양으로 구부러져 있는 클럽.

그라운드 언더 리페어(ground under repair) 코스 내에서 수리중인 지역.

그래스 벙커(grass bunker) 모래는 없고 풀이 무성한 벙커.

ㄴ

내추럴 그립(natural grip) 베이스볼 그립이라고도 한다. 야구 배트를 쥘 때와 같은 방법으로 그립 하는 것. 현재는 이 그립을 사용하는 사람이 거의 없다.

넥(neck) 클럽 헤드가 붙어 있는 부분. 접합되어 있는 부분.

니블릭(niblick) 9번 아이언.

ㄷ

다운 블로(down blow) 톱스윙에서 내리친 클럽 헤드의 중심이 최저점에 이르기 전에 공을 치는 것. 볼을 찍어서 치는 것.

다운 힐 라이(down hill lie) 왼발이 내려가는 내리막 경사에 볼이 있는 상태를 말함.

다이너마이트(dynamite) 샌드 웨지의 애칭. 폭발(explosion)시킨다는 뜻에서 붙여짐.

더프(duff) 헤드가 볼에 직접 맞지 않고 볼 뒤의 지면을 치는 일.

데드(dead) 볼이 홀 가까이에 있는 것. 친 볼이 굴러가지 않고 홀 앞에서 급정지 하는 것.

드라이빙 아이언(driving iron) 1번 아이언.

디봇(divot) 스윙하는 도중에 클럽 헤드에 의해 파인 잔디.

딤플(dimple) 볼의 표면에 들어가 있는 부분. 볼이 날아가도록 하는데 중요한 역할을 한다.

ㄹ

라이(lie) 볼이 놓인 상태.

래터럴 워터 해저드(lateral water hazard) 코스와 평행하게 있는 워터 해저드.

러브 오브 더 그린(rub of the green) 움직이고 있는 공이 제3자에 의해 멈춰진 경우, 움직이던 볼의 방향이 변환된 경우.

러프(rough) 페어웨이 바깥쪽에 있는 잡초가 무성한 지대.

로프트(loft) 클럽 페이스의 각도, 경사.

롤 오버(roll over) 스윙에서 임팩트 후에 양손을 앞으로 돌리는 것.

루즈 임페디먼트(loose impediment) 코스 내에 방치된 자연적인 장애물. 나뭇가지, 돌 등을 말함.

리페어(repair) 코스나 그린을 손질(수리)하는 것.

리플레이스(replace) 있던 장소에 볼을 다시 놓는 것.

ㅁ

매쉬 니블릭(mashie niblick) 7번 아이언의 명칭.

매쉬 아이언(mashie iron) 4번 아이언.

매쉬(mashie) 5번 아이언의 별칭.

미드 아이언(mid iron) 2번 아이언.

백스핀(backspin) 볼에 역회전을 걸어 착지된 후에 곧바로 멈추도록 하는 것. 바이트(bite) 한다고도 말한다.

부비(booby) 경기에서 최하위 성적자를 가리키지만 보통 최하위에서 2번째 또는 3번째 순위를 말함.

블라스트(blast) 익스플로젼 샷을 말함.

블라인드(blind) 지형 등의 사정으로 볼 위치에서 그린이 보이지 않는 것.

사이드 블로(side blow) 옆에서 쓸어치는 것.

샌드 트랩(sand trap) 모래로 된 장애물. 벙커.

생크(shank) 클럽 헤드와 샤프트의 접합부에 볼이 맞아 타구가 우측으로 크게 휘어 날아가는 것. 소켓(socket)이라고도 한다.

솔(sole) 클럽 헤드의 바닥. 이 부분을 지면에 붙이는 것을 솔한다고 말한다.

쇼트 게임(short game) 그린에 가까워졌을 때의 게임을 말한다.

스웨이(sway) 스윙할 때에 상반신이 옆으로 이동하여 몸의 축이 흔들리는 것.

스윕(sweep) 빗자루로 쓰는 듯한 스윙.

스카잉(skying) 볼을 높이 떠버리게 한 미스 샷.

스퀘어 스탠스(square stance) 양발을 비구선과 평행하게 놓는 기본적인 스탠스.

스퀘어(square) 매치 플레이에서 상대와 동점인 경우. 또는 클럽 페이스와 스탠스가 완벽하게 목표물과 일직선으로 정렬되는 것, 스퀘어 스탠스.

스타이미(stymie) 볼과 그린 중간에 장애물이 있는 것.

슬라이스 (slice) 왼쪽에서 오른쪽으로 급하게 휘어지는 샷.

싱글(single) 경기에서 2사람이 라운드 하는 것(일대일 대항 매치). 또는 1~9까지의 핸디캡을 말한다(싱글 핸디캡).

ㅇ

야드 포스트(yard post) 티 또는 그린 중앙까지의 거리를 표시하는 표식, 말뚝.

어게인스트 윈드(against wind) 맞바람, 앞쪽에서 불어오는 바람.

어드레스(address) 목표물을 향하여 볼을 치기 위한 준비 자세를 하는 것.

어프로치 샷(approach shot) 그린에 대해 근거리에서의 샷.

언프레이어블(unplayable) 플레이를 할 수 없는 상태. 볼의 위치로 보아 플레이가 불가능한 상태라고 플레이어가 인정하는 것. 1벌타.

업라이트 스윙(upright swing) 클럽이 그리는 스윙 도면이 지면에 대해서 수직에 가까운 각도를 그리는 것.

업 힐 라이(up hill lie) 오르막 경사면.

업(up) 매치 플레이에서 홀에서 이기는 것을 말한다. 지는 것은 다운.

에이프런(apron) 그린의 입구를 말하는 것으로 잔디가 짧게 다듬어져 있는 페어웨이 일부. 꽃길로 불리기도 한다.

에지(edge) 볼, 그린, 벙커 등의 가장자리. 그린에지 등으로 말함.

오버 스핀(over spin) 볼이 비행방향으로 회전하는 것. 이 스핀이 걸리면 런이 나온다.

오버 클러빙(over clubbing) 클럽보다 위의 클럽을 사용하는 것. 예컨대 5번 아이언을 쳐야 할 때 4번 아이언을 선택하는 것.

오픈 스탠스(open stance) 비구선에 대해서 왼발을 뒤쪽으로 당긴 자세를 말한다.

워터 해저드(water hazard) 코스 중에 있는 것으로 물로 되어 있는 장애물. 강이나 저수지가 많은데 씨 사이드 코스에서는 바다도 이용된다.

원 온(one on) 최초의 첫 타로 볼을 그린 위에 올려놓는 것.

원피스 스윙(one piece swing) 백스윙에서 폴로스루까지 일체화된 스윙을 말한다.

윈도우치터(windcheater) 불어오는 바람의 영향을 덜 받기 위해 의식적으로 낮게 치는 샷을 말한다.

익스플로전 샷(explosion shot) 벙커 샷의 종류. 모래를 세게 쳐서 폭발력을 이용하여 볼을 벙커로부터 탈출시키는 샷.

인(in) 18홀 중 후반의 9홀 10번부터 18번까지 말함. 고잉 인(going in)이라는 의미.

인사이드 아웃(inside out) 스윙에서 클럽 헤드가 볼의 비구선 안쪽에서 바깥쪽을 스윙해서 쳐 내는 것.

인터로킹 그립(interlocking grip) 왼손의 검지와 오른손 약지를 교차시켜서 쥐는 그립. 손이 작은 사람에게 유리하다고 한다.

ㅈ

지거(jigger) 쇼트 어프로치용의 특수 아이언 클럽.

ㅊ

칩샷(cheap shot) 그린 주변에서 주로 런을 공략하는 것.

ㅋ

카드(card) 스코어 카드, 또는 경기편성에 대해서 말하기도 함.

캐주얼 워터(casual water) 비가 오거나 해서 코스에 일시적으로 생긴 것으로 워터 해저드 이외의 물웅덩이를 말함. 이곳을 피해서 벌타를 받지 않고 구제받을 수 있다.

컷 샷(cut shot) 볼을 경사면에서 끊어치고 역 스핀을 걸어서 치는 방법.

콕(cock) 손목의 꺾임.

크로스 벙커(cross bunker) 페어웨이를 옆으로 비스듬하게 끊어 만든 벙커.

클로즈 스탠스(close stance) 오픈 스탠스의 반대. 비구선에 대해서 오른발을 뒤쪽으로 당긴 스탠스.

클로즈 페이스(close face) 클럽 페이스가 왼쪽으로 예각이 되어 있는 것.

ㅌ

테이크백(take back) 클럽을 휘둘러서 뒤로 올리는 동작.

톱 또는 톱볼(top) 볼의 중심부보다 위쪽을 치는 것.

톱스윙(top swing) 백스윙의 정점을 말함.

트랩(trap) 장애물.

ㅍ

페이드(fade) 볼이 떨어지기 직전에 오른쪽으로 부드럽게 휘어지는 것.

포워드 프레스(forward press) 백스윙으로 들어가기 전에 전방으로 손을 밀거나 앞으로 기울이는 예비적인 동작.

폴로스루(follow through) 볼을 임팩트 한 후에 클럽을 휘둘러서 빼는 동작.

푸시 샷(push shot) 밀어내듯이 볼을 치는 것.

플랜지 솔(flange sole) 클럽 헤드의 바닥이 둥글고 두껍게 되어 있는 것.

플랫스윙(plate swing) 옆으로 치기. 옆으로 쓸어내듯이 치는 스윙으로, 업라이트 스윙의 반대.

플레이스(place) 볼을 규칙에 따라 다시 놓는 것.

픽업(pick up) 볼을 규정 이외의 상황에서 주워드는 것.

ㅎ

해먹(hammock) 그린 주변의 완만한 기복.

행잉 라이(hanging lie) 내리막진 경사면에 멈춘 볼을 말한다.

헤드업(head up) 스윙 도중에 머리가 올라가는 것. 미스 샷의 가장 큰 원인.

힐(heel) 샤프트에 가장 가까운, 클럽 헤드의 끝 부분.

번역 **신정현**

서강대학교 정치외교학과를 졸업하고 (주)웅진코웨이개발 기획실
일본대외 마케팅 담당을 거쳐 번역회사 (주)레모에서 일본어 번역
업무를 하였다. 현재는 일본어 전문 번역가로 활동중이다.

그림으로 쉽게 이해하는

아이언 완성

1판 1쇄 | 2006년 3월 31일
1판 4쇄 | 2010년 1월 5일
저   자 | 카나이 세이이치
감   수 | 이 근 택
발행인 | 김 인 태
발행처 | 삼호미디어
등   록 | 1993년 10월 12일 제21-494호
주   소 | 서울특별시 서초구 반포1동 718-8 ☎ 137-809
　　　　www.samhomedia.com
전   화 | (02)544-9456(영업부) / (02)544-9457(편집기획부)
팩   스 | (02)512-3593
정   가 | 10,000원

ISBN 978-89-7849-320-8 03510